**갱년기
직접 겪어 봤어?**

갱년기
직접 겪어 봤어?

펴낸날 초판 1쇄 2020년 5월 25일 │ 초판 3쇄 2023년 5월 25일

지은이 이현숙

펴낸이 임호준
출판 팀장 정영주
편집 김은정 조유진
디자인 김지혜 │ **마케팅** 길보민
경영지원 나은혜 박석호 유태호 최단비

인쇄 (주)웰컴피앤피
표지 및 본문일러스트 SUDA, 신민경

펴낸곳 비타북스 │ **발행처** (주)헬스조선 │ **출판등록** 제2-4324호 2006년 1월 12일
주소 서울특별시 중구 세종대로 21길 30 │ **전화** (02) 724-7664 │ **팩스** (02) 722-9339
포스트 post.naver.com/vita_books │ **블로그** blog.naver.com/vita_books │ **인스타그램** @vitabooks_official

ISBN 979-11-5846-330-4 13510

• 이 도서의 국립중앙도서관 출판예정도서목록(CIP)은 서지정보유통지원시스템 홈페이지(http://seoji.nl.go.kr)와
  국가자료공동목록시스템(http://www.nl.go.kr/kolisnet)에서 이용하실 수 있습니다. (CIP제어번호:CIP2020019864)

• 비타북스는 독자 여러분의 책에 대한 아이디어와 원고 투고를 기다리고 있습니다.
  책 출간을 원하시는 분은 이메일 vbook@chosun.com으로 간단한 개요와 취지, 연락처 등을 보내주세요.

  비타북스 는 건강한 몸과 아름다운 삶을 생각하는 (주)헬스조선의 출판 브랜드입니다.

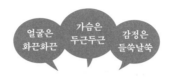

갱년기
직접 겪어 봤어?

이현숙 지음

비타북스

엄마의 갱년기,
나의 갱년기

어느 날 정신을 차리고 보니 50이 훌쩍 넘어있다. 햇살 가득한 마당에서 깔깔대며 고무줄놀이를 하던 소녀의 마음이 아직 마음 한편에 있건만, 산전수전 공중전을 겪으며 어느덧 나는 50대가 되었다.

한의대를 졸업하던 해 곧바로 개원을 했다. 나의 졸업을 손꼽아 기다리던 부모님에게 드릴 수 있는 가장 큰 선물이었다. 당시 나의 엄마는 흔히 말하는 '화병'에 시달리고 있었다. 땀을 비 오듯 쏟으며 손으론 연신 부채질을 했고, 잠을 잘 때면 사지에 쥐가 나서 온 남매가 달려들어 팔다리를 주물렀다. 신경 쓸 일이라도 생기면 사흘 밤낮을 물 한 모금 삼킬 수 없을 정도로 심하게 앓아누웠다. 그때의 엄마는 갱년기였다.

엄마에게 첫 공진단을 만들어 드리며 갱년기 치료를 시작했다. 엄마가 나의 첫 번째 환자인 셈이다. 그 후 엄마는 아무리 큰 스트레스가 있어도 드러눕는 일 한번 없이 씩씩하게 79세를 맞았다. 긍정적인 마인드로 늘 부지런하게 움직이며 햇볕 아래서 일하는 것을 두려워하지 않는 엄마였다. 당뇨가 온 후로도 자식들 고생 안 시키겠다며 매일 운동장을 10바퀴씩 돌 만큼 운동도 열심히 하셨다. 덕분에 호르몬 치료 근처에도 가지 않고 건강하게 갱년기를 지나 노년의 삶을 살아가고 계신다. 엄마에게 늘 감사하다.

어렸을 때부터 몸이 약해 항시 보호를 받아야 했던 나는 10대 중반이 되어서야 겨우 건강해졌다. 이것저것 하고 싶은 것이 많은 탓에 이후로 하루도 쉬지 않고 열심히 살았다. 20대 후반 대학원에서 갱년기를 전공한 후에는 49세 전후의 여성들에게 갱년기의 중요성을 열심히 알리며 치료했다. 하혈이 심해서 자궁을 들어낼 위기에 있던 여성, 열과 땀으로 일상생활이 불가능한 여성, 폐경 후 심한 우울증에 빠진 여성, 온몸 마디마디 고통을 호소하던 여성 등 갱년기로 삶이 망가진 분들을 만나 그들이 달라지는 모습을 보면서, 내가 서있는 길이 맞다는 확신이 들었다. 그러던 어느 날 40대 초반이던 내게 갱년기 증상들이 나타났다. 그동안 너무 전력 질주를 해 온 탓이었다. 생리량이 확연히 줄었고 극심한 피로감이 몰려왔다. 그때부터 한의원에 오는 내 나이 또래 여성들을 자세히 살펴보기 시작했다. 공통적으로 체중이 증가하고 소화가 잘 안되며, 생리량이 줄거나 불규칙해지는 양상을 보였다. 49세 전후에나 나타나야 할 증상들이 몸의 허실 정도에 따라 40대 초중반에도 나타날 수 있다는 것을 내 몸을 통해서 알게 된 것이다. 이 일을 계기로 갱년기를 폐경기 여성만의 문제가 아닌 생애주기적 관점에서 준비하고 관리해야하는 일로 좀 더 넓게 바라보게 되었다.

여성은 살아가면서 초경, 임신과 출산, 폐경이라는 세 번의 큰 변화를 맞는다. 이 대대적인 사건은 우리 몸과 마음을 재구성하며 새로운 시간을 맞게 한다. 특히 폐경 전후 갱년기라는 험난한 시간은 이전까지 경험하지 못한 방법으로 몸과 마음을 흔든다. 이때 흔히들 떠올리는 것이 호르몬 치료다. 하지만 나는 호르몬제 복용을 끊지 못해 고통 받는 환자들을 많이 만난다. 그런 분들을 볼 때마다 호르몬 치료가 항상 정답일 수 없다는 사실을 많은 사람에게 알려야겠다는 생각이 들었다. 그래서 이 책을 쓰게 됐다.

100세 시대에 진입했지만 여전히 평균 폐경 연령은 49세다. 삶의 한가운데서 폐경을 맞는 것이다. 남은 삶을 어떻게 살아갈 것인가, 무엇을 해야 행복할 것인가 즐거운 고민을 이어가길 바란다. 나는 아직 보지 못한 것들이 너무 많고, 하고 싶은 것, 가고 싶은 곳도 너무 많다. 남은 반평생을 행복하게 살아가는 데 가장 필요한 조건은 단연코 건강이다. 그러므로 이 시기에 더 열심히 나를 돌봐야 한다. 갱년기 치료는 단순한 증상 관리가 아닌 만성 질환과 노화를 예방하는 출발점이다.

1라운드는 충분히 잘 달려왔다. 그간 열심히 달려온 스스로를 다독이며 다시 길을 떠날 채비를 하자. 더 멋진 인생을 기대하면서.

여자인 한의원 원장 **이현숙**

CONTENTS

PART
①
마흔 아홉,
폐경이 허락되는 나이

마흔 아홉,
폐경이 허락되는 나이

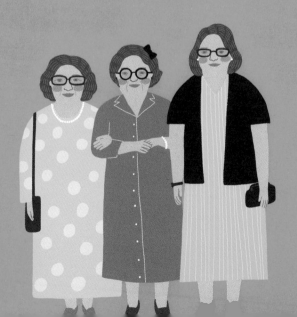

생리에서 해방되다

마침내 생리가 끝났다. 초경을 시작한 열다섯 무렵부터 한 달에 한 번, 장장 35년 동안 그 아프고 불편한 행사를 치러왔다. 아마 400번은 족히 될 것이다. 쉼을 눈앞에 둔 난소는 이제 쉬고 싶다고 신호를 보내온다. 여자 나이 쉰, 인류 종족 번식의 의무를 다한 여성에게 은퇴가 허락되는 나이다. 그렇게 우리는 갱년기를 맞는다.

여성은 난소에 100~200만 개의 원시 난포를 가지고 태어나 사춘기 무렵이 되면 30만 개 정도로 감소한다. 그후 매달 많은 세포가 난자로 발달하지만 그중 가장 우수한

한 개의 난자만이 배란된다. 당연한 이야기지만 나이가 들면 난자의 질도 떨어진다. 매달 생리를 하고 있어도 30대 후반이 되면 임신 확률이 떨어지는 이유다. 더는 임신을 하지 않아도 되니 자궁과 난소는 우리 몸의 우선순위에서 밀리게 되고, 자연스레 그쪽으로 혈류가 줄어든다. 그러다 결국 자궁과 난소가 위축되며 기능을 다하는 것이다. 이 얼마나 효율적인 인체 시스템인가. 폐경은 우리 몸이 매우 효율적으로 살아가고 있다는 증거이기도 하다.

폐경閉經은 '월경月經이 닫힌다'는 뜻이다. 글자 그대로 월경이 끝났다는 말이다. 별 뜻 없이 단순한 말이라고 해도 어감이 좋지 않은 것은 사실이다. 기왕이면 폐경閉經보다는 완경完經으로 의미를 새겨보자. 내 자궁이 기능을 다해 폐업한 것이 아니라 30년 넘게 달려온 월경이라는 레이스를 드디어 완주한 것이다.

· · ·

폐경은 질병이 아니다. 의무를 다한 여성에게 더 이상 중요하지 않은 호르몬이 줄어드는 지극히 자연스러운 과정이다. 그리고 '갱년기'는 그 불필요해진 호르몬이 내 몸에서 줄어드는 동안 몸이 그에 맞춰 적응해가는 시간이다. 모든 변화와 적응에는 고통이 따르는 법. 갱년기 증상은 그만큼 몸이 열심히 적응 중이라는 신호라고 이해하면 된다. 그러니 여성호르몬이 안 나오면 몸에서 무슨 큰일이라도 나는 듯 두려움에 떨 필요가 없다. 지금 내 몸에 더 귀를 기울이고, 무엇을 해야 건강해질지에 관해 공부하고 실천하는 것이 훨씬 중요하다. 미리미리 준비하고 증상이 나타났을 때 적절히 대처한다면 걱정했던 것보다 편안하게 갱년기를 보낼 수 있다.

100세 시대가 코앞이다. 평균적인 폐경 나이가 49세인 것을 감안하면 이제 전반전을 막 마쳤을 뿐이다. 전반전과 후반전 사이, 갱년기라는 쉬는 시간을 어떻게 보내느냐에

나는 폐경일까?

일반적으로 40대 중후반이 되면 생리가 불규칙해지기 시작하는데, 이때부터 마지막 생리 후 1년까지의 기간을 폐경이 진행되는 기간, '폐경이행기'라고 한다. 통상 마지막 생리 후 1년간 생리가 없을 때 폐경으로 진단하고, 마지막 생리 날짜가 폐경 날짜가 된다. 즉, 폐경인지 아닌지 알려면 최소한 1년은 기다려야 한다.

따라 후반전은 완전히 달라진다. 지금껏 건강했다고 자만해서도 안 되고, 반평생 병원 문턱이 닳도록 드나들었다고 체념할 필요도 없다. 인생 후반전을 위한 출발선 앞, 여자가 아닌 온전한 인간으로서의 삶을 만끽할 시간이다. 훗날지금의 완경을 돌이켜 보았을 때 내 월경을 멋지게 완성했다고 말할 수 있길 바란다.

생리 1년만
더 하게 해 주세요

48~49세 즈음 폐경을 늦추고 싶다고 호소하는 여성들이 있다. 특히 남들보다 몇 년 일찍 생리가 불규칙해지기 시작하는 경우 더욱 큰 불안감으로 진료실 문을 두드린다. 그들에게 폐경은 '여성으로서의 삶이 끝났다'는 사형 선고와 다름없기 때문이다. 많은 여성들이 폐경을 여성성의 상실로 받아들인다. 여성의 아름다움이 여성호르몬에 의해 유지된다는 것은 잘못된 생각이다. 여성호르몬이 존재하는 가장 큰 이유는 '생식'이다. 그러니 폐경이 돼서 여성성을 상실했다는 말은 '임신과 출산을 못 하니 이제 여자가 아니

다'라고 말하는 것과 다를 바 없다. 얼토당토않은 소리다.

　평균 폐경 연령 49세. 45~55세 사이에 폐경을 한다면 지극히 정상 범주다. 49세에서 몇 년 빠르거나 몇 년 늦다고 해도 자연스러운 일이다. 난소의 기능은 태어날 때부터 정해지기 때문에 폐경 시기는 유전적인 요인이 많이 작용한다. 엄마를 닮아 흰머리가 조금 일찍 나거나 조금 늦게 나는 것과 마찬가지다. 모든 여성은 언젠가 폐경을 맞이하며, 40대 중반이 넘어서면 그 준비를 시작한다. 당장 생리를 한다고 폐경이 멀리 도망가는 것도 아니고 한두 달 생리가 없다고 당장 폐경인 것도 아니다. 어차피 맞을 폐경이라면 눈에 보이는 것에 일희일비하는 대신 그다음 스텝을 준비하는 것이 훨씬 현명하지 않을까?

· · ·

　폐경을 늦추는 일이 과연 가능한 일일까? 난소의 기능이 얼마나 남아 있는지에 따라 가능할 수도 있다. 호르몬 보충 요법을 통해 50대 중후반까지 생리를 연장하기도 한다. 그러나 결코 바람직한 일은 아니다. 여성호르몬에 노출되는 기간만큼 난소암, 자궁경부암 등 여성 암 발생 위험도 증가한다. 인위적인 조절은 몸에 무리를 가져올 수밖에 없다. 40세 이전에 발생하는 조기 폐경이 아닌 이상, 부작용의 위험을 무릅써가며 폐경을 늦추는 것은 아무런 의미가 없다.

반대로 폐경이 빨라지는 경우도 있다. 분만 경험이 없거나 난소 수술, 자궁 절제술을 받은 여성의 경우가 대체로 그렇다. 이 외에 불규칙한 생활 습관, 스트레스, 항암치료, 고혈압이나 당뇨 같은 만성 질환은 난소의 기능 저하를 촉진시켜 폐경 시기를 앞당길 수 있다.

텔레비전 방송은 두말할 것 없고, 인터넷에 '폐경'만 쳐봐도 폐경을 늦추는 방법, 폐경을 늦추는 음식 등 각종 정보가 쏟아진다. 폐경을 두려워하는 마음이 얼마나 큰지

폐경을 늦추는 비법?

방송이나 인터넷을 통해 흔히 알려진 방법으로 석류, 칡 등 유사 여성호르몬 성분이 많은 식품의 섭취와 케겔 운동, 주기적인 성생활 등이 꼽힌다. 폐경을 전후해 나타나기 쉬운 갱년기 증상을 완화하는 데는 일부 도움이 될 수도 있지만 폐경의 시기를 결정하는 것과는 무관하다.

짐작할 수 있는 대목이다. 폐경을 빨리 맞이하고 싶지 않다면, 인위적인 방법으로 미루는 것보다 생활 관리와 건강 관리로 폐경을 재촉하지 않는 것이 더 바람직하다.

마흔 이후 나타나는
갱년기 신호

"생리 주기가 21일이 되기도 하고 45일이 되기도 해요. 이
제 폐경이 되려나 봐요."

생리 패턴에 변화가 오면 올 것이 왔구나 직감하게 된
다. 정상적이었던 생리 주기가 두세 달에 한 번으로 느려지
다가 한 달에 두 번으로 빨라지기도 하면서 서서히 양이 줄
어 폐경에 이른다. 이와 같은 생리 불순은 여성호르몬이 줄
어드는 40대 중반부터 시작되는 경우가 많다. 초경 때를 떠
올려 보자. 초경을 시작하고 바로 규칙적으로 생리를 하기

도 하지만 초경 후 1~2년 동안 생리가 없다가 시작하기도 한다. 폐경도 마찬가지다. 생리 불순을 2~3년 정도 겪고 난 후 폐경이 되는 것이 일반적이나 형태와 시기는 사람마다 천차만별이다. 어떤 사람은 규칙적으로 생리를 하다가 어느 날 딱 폐경을 맞기도 하고, 1년에 두세 번 드문드문 이어지다가 폐경을 하기도 한다. 폐경이행기가 긴 사람은 생리가 끊긴 지 3년 만에 다시 시작하기도 한다. 어떤 식의 폐경이 될지는 예측할 수 없다.

하혈량이 지나치게 많거나 오랜 기간 하혈이 멈추지 않는다면 치료가 필요하다. 많은 양이 쏟아지듯 하혈하는 것을 '붕崩'이라고 하고 조금씩 새어 나오는 듯 소량의 하혈이 계속되는 것을 '루漏'라고 한다. '붕루崩漏' 증상이 지속되면 혈액의 소모로 인해 빈혈이 생기기 쉽다. 일상에서 쉽게 피로해지며 어지러움·머리 무거움·두통·혈액순환장애가 생겨 어깨 결림이나 관절통 등을 겪게 된다. 지속되면 음혈의 부족이 정신 신경 영역에도 영향을 미쳐 가슴 두근거림·불안·초조함이 생긴다. 심하면 우울과 불면으로도 이어질 수 있다. 그러니 하혈이 보름 이상 지속된다면 꼭 검사를 받아봐야 한다. 초음파 검사를 통해 자궁 내막암이나 근종, 폴립의 유무를 확인한 후 구조적 문제가 없다면 호르몬 불균형으로 인한 기능적 출혈로 본다. 이런 경우 한방 치료를 받는 것이 효과적이다. 하혈이 잡히면 기력이 회복되면서 자연스럽게 폐경으로 이어지는 경우도 있고, 다시 생리를 지속하기도 한다.

- - -

질병관리본부의 자료에 따르면 폐경기에 접어든 여성들은 기억력과 집중력 저하(63.4%) > 안면홍조 등의 신체적 증상(57.2%) > 신경질·우울증 등의 정신적 증상(51.4%) 순으로 어려움을 겪는다. 특히 안면홍조는 갱년기 여성의 75% 이상이 겪는 대표적인 증상이다. 증상들은 보통 폐경 1~2년 전에 시작되어 짧으면 몇 개월, 길면 5~10년 넘게 지속된다. 일반적으로 갱년기 증상은 생리 불순으로 시작되는 경우가 많기 때문에 대부분은 본인이 갱년기에 접어들었다는 것을 자각한다. 문제는 멀쩡하게 생리도 잘 하고 있는 40대 초반에 증상이 나타나는 경우다. 어느 날부터인지 컨디션이 좋지 않고 몸에 한두 곳씩 이상이 생기면 이 병원 저 병원 투어를 시작한다. 명확한 병명도 없이 약만 늘려가다가 결국 답답한 마음에 나를 찾아오는 환자들이 종종 있다. 40

대에 들어선 후 다음과 같은 변화가 느껴진다면 생리 여부
와 관계없이 갱년기 증상을 의심해 볼 필요가 있다.

신경정신계

- 우울하고 자신감이 없다
- 예민하고 매사에 짜증이 난다
- 잠을 잘 이루지 못한다

소화계

- 입맛이 없고 잘 체한다
- 복통이 주기적으로 발생한다
- 이유 없이 피곤하다

심혈관계

- 얼굴이 빨개지고 화끈거린다
- 가슴이 두근거린다
- 갑자기 덥다가 춥고 땀이 많이 난다
- 손발이 차가워지는 등 순환장애가 생긴다

근골격계

- 어깨 결림이 심해진다
- 뒷목과 등·허리가 아프고 뼈마디가 쑤신다
- 오십견이 생긴다
- 예전에 다쳤던 관절이 시큰거리며 통증이 심해진다
- 아침에 일어나면 주먹을 쥐기가 힘들며 손가락 마디 마디가 아프다

비뇨생식계

- 질 분비물이 줄어든다
- 요실금이 생긴다
- 질염과 방광염에 자주 걸린다
- 수면 중 소변을 보러 두세 번씩 일어난다

한의원에 오는 갱년기 환자들에게 늘 당부하는 것이 있다. 폐경 전후로 꼭 산부인과에서 정기 검진을 받으라는 것이다. 자궁암 검사를 받고 있냐고 물어보면 열에 아홉이 그렇다고 대답한다. 건강보험공단에서 하는 필수 검사는 자궁암이 아닌 '자궁 경부암' 검사다. 자궁은 입구인 경부와 안쪽의 체부로 나뉜다. 자궁 체부의 이상을 검사하는 자

궁경 초음파 검사 등을 통해 자궁 내막과 난소를 살펴봐야 한다. 일 년에 한 번씩 꼭 정기적으로 검진을 받도록 하자.

폐경이 가까워도 피임을 해야 할까?

대한폐경학회에 따르면 50세 이상이며 1년간 생리를 하지 않았다면 1년간은 계속 피임을 해야 하고, 50세 미만으로 1년간 생리를 하지 않았다면 2년간 피임을 하라고 권고한다. 폐경 전 호르몬 대체 요법을 받고 있거나 생리가 불규칙해도 피임은 필요하다.

시간이 지나면
자연히 괜찮아질까?

40대 중반 여성이 어느 날 진료실에 들어와서 하소연한다. 2~3년 전부터 생리불순이 시작되어 예감은 했지만 막상 갱년기 증상이 나타나니 너무 힘들다는 것이다. 낮에는 시도 때도 없이 달아오르는 얼굴 때문에 힘이 들고, 밤이면 열과 땀으로 범벅이 되어 잠을 못 잔다고 했다. 피로감이 극심한 상태였다.

갱년기로 인해 호르몬 불균형 상태가 되면 이 같은 증상에 시달리는 여성들이 많다. 열과 땀은 호르몬 부족으로 나타나는 대표적인 증상이다. 40대 중반~50대 초반에 일어나는 가벼운 열과 땀은 정상적인 증상으로 받아들이고 생활 속에서 관리해야 한다. 그러나 일부는 심한 상열감, 과다한 땀 분비, 불면, 우울감 등에 시달리며 괴로운 시간을 보낸다. 증상이 심해지면 대인관계가 어려워질 뿐 아니라 극심한 피로로 인해 면역력과 저항력이 떨어져 일상생활이 힘들어진다. 건강 상태가 더욱 악화될 수 있기 때문에 적극적인 대처가 필요하다.

· · ·

갱년기 증상은 발현되는 시기에 따라 초기, 중기, 후기 증상으로 나눌 수 있다.

초기	중기	후기
· 안면홍조 · 땀 · 수면장애 · 가슴 두근거림 · 불안감	· 질 건조 · 성교통 · 피부 건조증 · 근골격계 통증	· 골다공증 · 심혈관 질환 · 치매 위험 증가

우리나라 갱년기 여성의 25%가 극심한 증상으로 고통

받고 있지만, 그중 10%만이 전문적인 치료를 받는다고 한다. 증상이 아무리 심해도 10명 중 9명은 '언젠간 지나가겠지'라는 마음으로 소극적 태도를 취한다는 것이다. 증상은 최대 10년까지도 지속된다. 덮어두고 넘어가기엔 너무나 긴 시간 육체적·정신적 고통에 시달려야 한다. 한 가지 더 간과하면 안 될 것은, 그렇게 흘려보낸 갱년기가 이후의 삶에 부메랑이 되어 돌아온다는 것이다. 이 시기를 어떻게 보내느냐에 따라 남은 50년이 달라지기 때문이다. 갱년기라는 이유로 무조건 의학적 도움을 받으라는 말은 아니다. 증상이 생활에 지장을 준다고 느낀다면 주저 말고 도움을 구하라는 얘기다. 갱년기라서 당연한 건 없다. 갱년기라서 모두가 그렇게 힘든 것도 아니다.

그런데 '다른 사람들도 이 정도는 힘들지 않을까?'라고 생각할 수 있다. 갱년기 증상은 매우 다양하고 주관적이기 때문에 객관적으로 파악하기가 쉽지 않다. 이때 유용한 것이 '쿠퍼만 갱년기 지수'다. 미국 뉴욕대학교 의과대학 쿠퍼만 박사가 개발한 진단법으로, 현재 자신이 겪고 있는 갱년기 증상의 수준이 어느 정도인지 파악할 수 있다. 꾸준한 점수 비교를 통해 증상이 심해지는지 나아지는지도 알 수 있다.

내 갱년기 증상은 몇 점일까?

1~11번까지 증상별로 상태 정도를 표시한 후 해당 숫자를 모두 더한다.

NO	증상	상태 정도			
		없다	약간	보통	심함
1	홍조, 얼굴 화끈거림	0	4	8	12
2	발한(땀)	0	2	4	6
3	불면증	0	2	4	6
4	신경질	0	2	4	6
5	우울증	0	1	2	3
6	어지러움	0	1	2	3
7	피로감	0	1	2	3
8	관절통, 근육통	0	1	2	3
9	두통	0	1	2	3
10	가슴 두근거림	0	1	2	3
11	질 건조, 분비물 감소	0	1	2	3

· **10점 미만** : 양호한 편.
· **10~14점** : 보통. 식습관 관리와 운동을 시작하는 것이 좋다.
· **15~19점** : 경증. 전문가 상담과 관리가 필요하다.
· **20~24점** : 중증. 전문가 상담과 관리가 시급하다.
· **25점 이상** : 심각한 상태로 반드시 전문 치료를 받는다.

100명의 여자,
100가지 갱년기

"제가 왜 이런지 모르겠어요. 남편도 잘하고 시댁도 평화롭고 자식도 걱정할 게 없어요. 그런데 요즘은 이유 없이 울컥울컥… 죽고 싶다는 생각까지 들어요."

폐경 이후에 생긴 우울증으로 힘들게 지내고 있다는 환자가 찾아왔다. 불면증으로 인한 불안장애 증상도 보였다. 종합검진을 받았지만 아무 이상이 없었고, 병원에서는 신경정신과 치료를 권유했다. 호르몬을 복용하는 중인데 신경정신과 약까지 먹고 싶지는 않다며 나를 찾아왔다. 날

씬하다 못해 왜소해 보이는 체격이었다. 전반적으로 체력이 많이 약하고 위장 기능도 안 좋았다. 애초에 약한 체질로 태어난 케이스였다. 다행히 큰 풍파 없는 세월을 살아서 별 탈이 없었을 뿐, 남편이나 자식이 속을 썩였다면 응급실에 몇 번은 실려 갔을지도 모른다.

100명의 여자가 있다면 갱년기 또한 100가지의 모습으로 나타난다. 체력, 성격, 기저 질환, 생활 양식 등 40~50년 동안 살아온 개인의 역사가 고스란히 갱년기에 담기기 때문이다. 그에 따라 극복해야 할 과제도 조금씩 달라진다.

• • •

내 병원을 찾는 환자 중 가장 많은 비중을 차지하는 것은 주부다. 대체로 이들은 신체적 증상에 더해 빈 둥지 증후군으로 마음이 많이 무너져있다. 남편은 어느 정도 사회적으로 성공을 이루고, 아이들은 자신의 인생을 찾아 떠난다. 가족들에게 더 이상 내 손길이 필요치 않자 텅 빈 듯한 공허감과 외로움으로 가득 찬다. 그래서 주부 환자들에게는 '자립'이라는 숙제를 준다.

직장 생활을 하는 여성들은 어떨까? 이들이 가장 힘들다고 호소하는 것은 불면이다. 밤에 아예 잠들지 못하거나 잠든 후 2~3시간 만에 깨서 하얗게 밤을 지새우고도 매일 아침 출근해서 일과를 소화한다. 체력이 점점 나빠지면서 다른 증상들도 악화된다. 사람들을 대할 때 갑자기 땀이 뚝뚝 떨어지거나 홍조가 올라오는 것도 난처하다고 한다. "회사를 그만두고 쉬면서 치료에 전념할지 고민이에요." 환자들이 이런 말을 할 때마다 나는 그러지 말라고 한다. 직장을 다니던 여성들이 회사를 그만둔 후 우울과 불안감이 심해지면서 되려 힘들어하는 모습을 많이 보았기 때문이다. 대신 정공법을 택하라고 조언한다. 적극적인 방법으로 체력을 올리고 한약이나 침 치료 등을 통해 증상을 완화하면서 이 기간을 슬기롭게 넘겨야 한다. 폐경이 오면 여성들에게 남성호르몬 분비가 왕성해져 더 적극적이고 추진력 강한 성향을 갖게 된다. 실제 50대 이후에 사회에서 새롭게 자리매김을 하는 여성을 많이 볼 수 있다. 만약 일을 그만두더라도 생활 리듬은 반드시 유지해야 한다. 주부 또한 마찬가지다. 가장 중요한 것은 규칙적인 생활이다. 자세한 이야기는 파트 3에서 다루기로 한다.

주부나 직장 여성과는 또 다른 면을 보이는 것이 비혼

여성들이다. 이들은 출산을 경험한 여성들에 비해 폐경에 대한 두려움이 더 큰 경우가 많다. 본인의 건강을 지키는 것이 더욱 절실하기 때문에 노화의 시작점에 섰다는 사실 자체로 우울감이 커진다. 이 시기를 몸과 마음의 밸런스를 되찾는 시기로 받아들이고 더욱 건강한 인생 후반전을 위해 노력해야 한다. 일을 통해 성취감을 느끼고 자신감을 잘 유지하는 것이 중요하다.

석류즙만 믿다간
큰코다친다

건강 정보 프로그램이나 갱년기에 좋다는 보조 식품 광고를 보면 열에 아홉은 석류 얘기다. 그래서인지 내 환자들 중에도 "저 석류즙이랑 칡즙도 꾸준히 챙겨 먹고 있어요"라고 자랑스레 얘기하는 분들이 꽤 있다. 나름대로 갱년기에 잘 대처하고 있다고 생각하는 것이다. 방송이나 광고를 보면 갱년기의 원인은 여성호르몬의 고갈이며, 호르몬만 보충하면 갱년기 증상이 해결될 것처럼 소개한다. 그러니 여성호르몬과 유사한 성분이 많이 들어있는 석류나 칡 등의 식품을 먹으라고 권한다. 아무도 부작용에 대해서는 설명하지 않은 채 말이다.

· · ·

　모든 여성은 폐경 후 여성호르몬 분비가 감소하지만 그중 25%의 여성만이 극심한 갱년기 증상에 시달린다. 갱년기 증상의 원인이 여성호르몬이라면, 나머지 75%는 뭐라고 설명할 수 있을까? 갱년기 증상 중 호르몬이 직접적으로 관여하는 증상은 열감과 야간 발한 등 소수이다. 나머지 증상은 대부분 원래의 몸 상태에서 기인한다. 실제 호르몬 보충 요법을 써도 열감과 야간 발한만 나아질 뿐 나머지 증상들은 해결되지 않는 경우가 허다하다.

　우리나라 여성 10명 중 7~8명은 자궁근종, 선근종, 내막증식증, 유방섬유선종 등을 갖고 있다. 그리고 이러한 증상들은 모두 여성호르몬의 영향을 받는다. 여성호르몬 보충에 주의해야 하는 이유이다. 식품도 다르지 않다. 석류, 칡, 홍삼 등의 제품을 많이 먹고 갑자기 자궁근종이 커져서 자궁 적출을 한 환자들을 진료실에서 많이 접하게 된다.

　이들 식품이 실제 얼마만큼 효능을 내는지에 대해서는 명확히 밝혀진 바가 없다. 식물성 여성호르몬은 채소나

과일, 허브류 등 식물에서 발견되는 복합 물질로, 몸에서 에스트로겐과 유사한 반응을 일으키고 이들 중 일부는 콜레스테롤 수치를 떨어뜨리기도 한다. 질병관리본부에 따르면 현재 에스트로겐 작용을 하는 식물은 약 300여 종으로 알려져 있다. 그중 승마, 당귀, 인삼, 까바, 레드클로버, 콩 등은 폐경 증상에 효과가 있다고 알려져 보조 식품에 빠지지 않는 재료다. 대부분이 의학적 검증이 확실하지 않으며 효과가 있다고 해도 미비한 편이다. 콩 역시 애용되고 있는 자연요법 식품 중 하나이지만 안면홍조에 효과가 있다는 의견과 없다는 의견이 맞서고 있다.

석류즙과 칡즙만 믿다가는 갱년기 증상의 해결은커녕 산부인과 질환만 악화될 위험성이 있다. 갱년기 증상은 여성호르몬이 부족해지면서 나타나지만, 해결책이 여성호르몬의 보충만은 아니라는 사실을 반드시 기억해야 한다.

인생 후반전을 위한
갱년기 전략

"20~30대에는 며칠 잠을 못 자도 거뜬했는데 마흔이 넘으니 너무 힘들어요. 체력이 엉망이라 운동을 하려니 이번엔 또 무릎이 시큰거리고 허리가 아프네요. 이제 정말 늙었나 봐요."

우리 몸을 자동차에 비유해보자. 서울에서 부산으로 간다고 했을 때 중간인 대전쯤에 잠깐 세워놓고 기름은 충분한지, 타이어에 못은 박히지 않았는지, 냉각수는 새지 않는지 점검해야 한다. 그래야 안심하고 남은 길을 갈 수 있다. 갱년기는 기름이나 냉각수가 떨어졌다는 계기판의 경고등이다. 경고등을 보지 못하거나 무시하고 계속 달리면 어떻게 될까? 언제 퍼져버릴지 모른다는 불안감 속에 덜덜거리는 차를 몰아야 한다. 그러다가 진짜 큰 사고가 날 수도 있다.

100세 시대다. 갱년기를 맞았다면 이제 고작 대전쯤 온 것이다. 남은 길을 위해 면밀히 몸과 마음을 점검하는 것, 이것이 갱년기에 우리가 해야 할 일이다. 갱년기는 어느 날 갑자기 사고처럼 찾아오지 않는다. 40대에 접어들어 느낀 체중 증가, 피로감, 생리 양상의 변화 등이 모두 여성호르몬 감소로 인한 증상들이다. 중간 점검이 필요한 시기가 다가오고 있다는 신호이지만, 대부분의 사람이 '나이 먹어서 그래'라며 몸의 신호를 무시해 버리고 만다.

· · ·

20~30대에는 아무거나 가리지 않고 먹어도 바로 질병으로 이어지지 않는다. 며칠 과로해서 일해도 하루만 쉬면 금방 지친 몸이 회복된다. 그러나 이제는 음식이나 수면, 운동 등 생활 습관을 바꾸지 않으면 증상이 폭발적으로 나

타날 수 있다.

　어느 날부터 목욕탕의 하수구가 막혀 물이 잘 내려가지 않는다고 가정하자. 그런데 막상 하수구 청소를 하려니 귀찮다. 아예 막힌 것은 아니니까 그냥 졸졸 흘러 내려가게 내버려 둔다. 그러다 어느 순간 완전히 막혀 버리고 더러운 물이 넘쳐 욕실이 엉망이 된다. 그제야 진작 청소를 할 걸 후회해보지만 이미 늦었다. 우리 몸도 마찬가지다. 고치지 않고 놔두면 결국 막혀버린다. 폐경 후 3년이 지나면 모든 여성은 심혈관계 질환, 퇴행성 골관절 질환의 위험군이 된다. 갱년기 불면증의 경우 치료하지 않고 넘어가면 노인성 불면으로 연결되어 삶의 질이 하락한다. 지금 바꾸지 않으면 폐경기를 기점으로 건강이 급격히 악화되고 노화가 가속화된다는 것을 명심하자.

　그러나 대부분의 여성은 무방비 상태로 갱년기를 맞는다. 변하는 몸에 당황하고, 약해진 마음이 무너져 헤매다 그렇게 흘려보낸다. 호르몬이 줄어들고 있으니 열이 나고 땀이 나는 것은 당연하다. 변화는 환경에 몸이 적응하고 있다는 신호이고, 심한 증상들은 적극적으로 치료하면 얼마든지 해결할 수 있다. 그러니 필요 이상으로 겁먹을 필요 없다. 마음가짐도 마찬가지다. 지난 세월 그것이 가족이든,

일이든 나 외의 것에 시선을 두고 살았다면, 남은 절반은 온전히 나를 돌보며 살 수 있도록 인생의 목표를 재정비하자. 갱년기는 그러기 위해 주어지는 시간이다.

더 이상 여성호르몬에
목맬 필요 없다

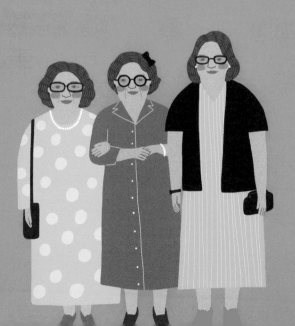

모든 것은
여성호르몬 탓?

생식의 의무가 끝나면 자궁과 난소의 기능이 다해 여성호르몬이 급감하면서 폐경에 이르게 된다. 동시에 우리 몸은 여성호르몬이 없어도 살 수 있는 몸으로 재편성되는데, 이 혼란의 시기를 겪는 동안 각종 증상이 발생한다. 이것이 바로 갱년기다.

단순하게 생각하면 갱년기의 모든 증상은 여성호르몬이 급감해서다. 그렇다고 전적으로 호르몬 문제라고는 할 수 없다. 이 시기가 되면 자궁과 난소를 비롯해 혈관과 혈액, 오장육부 역시 노화의 선상에 서게 된다. 자궁과 난소의 기능이 다했기 때문에 온몸에 증상을 일으키고 노화가 진행되는 것이 아니라, 갱년기라는 시기가 원래 그런 나이라는 말이다. 신체 여기저기에서 돌봐 달라고 신호를 보내기 시작한다. 사람마다 증상이 다르게 나타나는 것도 같은 이유이다. 갱년기가 신체 한 기관이 문제를 일으켜 생기는 것이었다면 모든 사람의 증상이 같아야 한다. 하지만 각자 오장육부의 허실 정도가 다르고 선천적 체질의 강약이 다르기에 평소 취약했던 부분의 증상이 증폭되어 나타난다. 그래서 사람마다 모두 다른 갱년기를 겪는 것이고, 그래서 자궁과 난소 탓만 할 수는 없는 것이다. 그중 열감과 땀은 가장 흔한 증상이다. 어떤 사람은 피부 건조증이 생기기도, 어떤 사람은 관절통이 심해지기도 한다. 불안장애, 공황장애, 불면증 등 정신적 고통으로 증상이 오기도 한다.

• • •

이런저런 갱년기 증상이 나타나면 대부분 산부인과를 먼저 찾는다. 검사 후 별다른 문제가 없다면 호르몬 치료를 권유받는다. 그러나 수많은 갱년기 증상 중 여성호르몬이 직접 관여하는 것은 열감과 야간 발한, 질 건조 정도이다.

처음 호르몬 치료를 받으면 비 오듯 뚝뚝 떨어지는 땀이 멈추는 등 드라마틱한 효과가 느껴진다. 안타깝게도 효과는 오래가지 않는다. 시간이 지나면서 다시 증상이 스멀스멀 올라올 뿐만 아니라 다른 증상까지 보태진다. 신경정신과, 피부과, 정형외과 등 다니는 병원이 늘어가지만 약을 먹고 치료를 받아도 여전히 힘들기만 하다. 이런 사람들이 마지막으로 찾는 곳이 한의원인 경우가 많다. 그래서 나는 세상에서 가장 힘들게 갱년기를 보내는 여성들을 많이 만난다.

갱년기는 신[注]기능이 쇠퇴하면서 인체의 저항력과 면역력이 떨어지는 타이밍이다. 난소 기능 저하 하나가 아닌 몸 전체의 관점에서 보아야 한다. 부족한 호르몬을 보충하는 치료가 아닌 호르몬이 없어도 살 수 있는 몸을 만드는 치료를 해야 한다.

양날의 검,
호르몬 치료

폐경을 약물로 막을 수는 없지만 폐경기에 부족해진 여성호르몬을 약물로 보충하면 폐경기 증상에 따른 고통을 줄일 수 있다는 것이 호르몬 보충 요법이다. 대한폐경학회에 따르면 여성호르몬 감소로 인한 골[#] 소실은 마지막 생리 1년 전부터 급속히 진행되기 때문에 폐경 초기에 호르몬 치료를 시작할수록 골다공증 예방에 도움이 된다고 본다. 또한 안면홍조와 땀, 질 건조는 여성호르몬의 영향을 많이 받는 증상으로 호르몬 치료가 도움이 된다.

　이렇게 보면 호르몬 치료를 받아서 손해 보는 일은 없

을 것 같지만 하지 말아야 하는 경우도 있다. 현재 유방암 치료를 받고 있거나 과거 유방암 진단을 받은 경우, 급성 담낭 질환이나 간 기능 이상이 있는 경우, 심부정맥혈전증 등의 혈전 질환이 있는 경우 등이다. 이 같은 질환은 여성 호르몬이 증상을 악화시킬 수 있다.

호르몬 요법은 유방암, 자궁내막암, 심혈관 질환 등의 여러 가지 부작용이 뒤따르지만 확률적으로 잃는 것보다 얻는 것이 많다는 주장이 여전히 지지를 받고 있다. 나 역시 삶의 질이 심하게 떨어져 부득이한 경우, 짧은 기간 호르몬 치료를 받는 것은 무방하다고 본다. 단, 60세 이후의 여성이 호르몬 요법을 시작하는 것은 부작용을 증가시키므로 바람직하지 않다.

호르몬 요법의 또 한 가지 문제점은 한번 시작하면 중단하기가 어렵다는 것이다. 한의원에 오는 환자들 중 이런 경우가 많다. 여성호르몬 치료를 받고 증상이 호전되었다고 느낀 후 부작용이 우려돼 복용을 끊는다. 몇 개월이 채 지나지 않아 더 심한 열감, 땀, 관절통, 불면 등에 시달리자 다시 호르몬제를 복용한다. 심한 경우 10년 넘게 끊지 못하기도 한다. 실제로 1년 이상 복용하면 호르몬을 중단하는 것이 매우 어려워진다. 그래서 나는 환자들에게 호르몬 치료를 선택해야 한다면 2~6개월 정도 짧은 기간만 받기를 권한다.

폐경 후 발생 위험이 높아지는 질병 예방 목적으로 호르몬 치료를 권유받기도 한다. 그러나 심혈관계 질환, 치매, 뇌졸중, 골절 등은 연령이 증가하면 자연히 발병률이 높아지는 질병이다. 폐경만이 이런 질환의 요인이 아니라는 얘기다. 나에게 치료를 받고 증상이 많이 호전된 시점에 산부인과 정기 검진을 받은 환자가 있었다. 담당 주치의는 한방 치료를 받고 증상이 좋아졌다는 말을 듣고도 호르몬제를 처방해 주었다고 한다. 무조건 호르몬제를 먹어야 한다는 것이다. 힘든 증상으로 인해 호르몬 치료를 선택할 수는 있지만, 몸이 어느 정도 편안해진 상태에서 굳이 호르몬을 복용할 필요는 없다. 골다공증이나 성인병 예방이 목적이라면 얼마든지 다른 방법으로 가능하다. 식생활 관리와 운동을 적극적으로 하면서 건강을 지키는 것이 더 근본적이고 바람직한 방법이다. 갱년기 여성에게 호르몬제는 필수가 아니라 선택이다.

우리 몸이 여성호르몬 부족에 적응하기까지는 최소 2~3년 정도의 시간이 필요하다. 이 기간 동안 몸이 잘 적응할 수 있도록 기다리며 도와주는 것이 한방 치료와 생활 요법이다. 호르몬이 있는 것처럼 몸을 속여 그때만 반짝 효과를 보이는 치료가 과연 갱년기 치료의 정답인지 생각해볼 필요가 있다. 급한 불만 끄겠다는 심정으로 호르몬 치료를 시작했다가 끊고 싶어도 끊지 못하는 상황에 처할 수 있다. 매우 신중히 결정해야 하는 문제다.

80대 여성이
호르몬제를 복용하는 이유

침 치료를 받던 40대 후반 갱년기 환자와 이야기를 나누는데 그 옆 침상의 80대 초반의 부인이 한 소리 하신다.

"산부인과에서 60세까지 호르몬을 복용하래요."
"끊을 때 어떻게 끊으려고 그래."

이 80대 초반의 여성은 30대 후반에 자궁을 적출한 후 쭉 호르몬 치료를 받은 분이다. 50대 중반부터 호르몬을 끊어보려고 노력했지만 약을 끊으면 증상이 더욱 심해져 결국 다시 호르몬을 찾았다. 복용하고 나면 확실히 효과가 느껴졌다. 그런데 어찌 된 일인지 70대 후반부터는 복용 중에도 증상이 더 심하게 나타났다. 주룩주룩 흐르는 땀이 민망해 사람들을 만날 수 없을 정도였다. 골다공증 주사를 맞아도 모든 관절이 아프고 불면증도 나날이 심해졌다. 결국 골다공증 주사부터 호르몬 약, 공황장애 약, 불면증 약 등을 먹다먹다 팔십이 된 나이에 한의원을 찾아왔다.

한의원에 오는 환자들 중 이런 분들이 상당히 많다. 무려 10년 이상 끊지 못하는 사람도 적지 않다. 이런 경우 한약과 침 치료 등으로 몸의 컨디션을 올려주면서 호르몬 복용 양을 조금씩 줄여나간다. 그러면 대부분 호르몬 없이 살 수 있는 몸으로 안전하게 연착륙한다.

호르몬 약을 끊을 때 쓰는 방법은 호르몬 복용 간격을 늘려 점차 횟수를 줄여 나가는 것이다. 10일 동안은 2일에 1회로 간격을 벌린다. 그다음에는 30일 단위로 3일에 1회, 4일에 1회, 5일에 1회… 이런 식으로 점점 간격을 두고 서서히 줄인다. 그런데 복용 기간이 오래될수록 횟수를 줄여나가던 중 다시 증상이 심해지는 경우가 많다. 그럴 땐 하는 수 없이 다시 호르몬을 복용해야 한다. 이런 경우 신기능을 강화하고 진액을 보강하는 치료를 병행하면 체력이 올라가 호르몬 약을 줄이는 데 도움을 준다.

오래 복용하면 부작용 확률이 높아질 뿐더러 더 이상 효과도 기대하기 힘든 호르몬에 의지해 남은 50년을 살 순 없다. 최종 목표는 결국 '여성호르몬 없이도 살 수 있는 몸'을 만드는 것이다.

호르몬 없이 살 수 있는
몸 만들기

오장육부는 경락經絡(몸 안에서 기혈이 순환하는 통로)의 순환에 의해 서로 연계되어 기능을 발휘하기 때문에 어느 한 부위의 기능 이상이 생겼다면 다른 부위에도 이상이 생길 수 있다. 그래서 질병을 치료함에 있어 발병 부위뿐 아니라 그 근본 원인을 찾아 치료해야 한다. 갱년기 증상 치료도 이와 같은 개념에 바탕을 둔다. 즉 자궁과 난소뿐 아니라 여타 장부의 기능을 통합적으로 분석해 몸의 전체적인 균형을 맞추고 기능을 회복시킨다.

　갱년기 증상은 '신기능이 약해지면서 진액이 부족해

지고 허열虛熱(실제 체온이 올라가는 것은 아닌데 후끈하게 느껴지는 열)이 발생하는 것'이다. 항상성을 유지하려는 자율신경의 균형이 깨지면서 땀이나 열, 수면 장애 등과 같은 다양한 증상이 생긴다. 여기서 신腎기능이란 단순히 신장의 기능만을 얘기하는 것이 아니라 신장 경락 순환상의 기능을 뜻한다. 생식 능력, 척추 관절을 보하는 기능, 면역, 저항력, 기초 체력, 진액津液 등을 포괄하는 개념이다. 신기능은 우리가 흔히 '음기'와 '양기'라고 말하는 신음腎陰과 신양腎陽으로 기능이 나뉘는데 신음은 신수라고도 표현된다.

- 진액津液 : 몸속에서 생성되는 모든 액체. 눈물, 콧물, 침 등의 분비물과 위액, 장액, 호르몬 등 모든 체액이 진액에 속한다.

- 신음腎陰 : 인체의 진액을 포괄하는 개념으로 생명 활동의 물질적 기초가 된다.

- 신양腎陽 : 신음을 데워 에너지로 만드는 화력. 심장의 동력에 영향을 준다.

즉, '신기능이 좋다'라는 것은 진액 생성과 그것을 에너지로 만드는 기능이 좋다는 의미이다. 따라서 신기능을 강화하면 자연히 진액의 생성이 활발해지면서 몸의 전체 기능이 개선된다. 생식 능력은 신기능의 일부이며 여성 호르몬 역시 진액의 일부일 뿐이다. 여성호르몬만 충족한다고 모든 증상이 해결되지 않는 이유이다.

사람의 몸을 땅으로 비유해 보면 이해가 쉽다. 물을 많이 함유한 땅과 적게 함유한 땅이 있다고 치자. 햇볕이 계속 내리쬐어 이 물기를 증발시키게 되면 표면만 마르는 땅이 있고 중간까지 마르는 땅, 밑바닥까지 파슬파슬 마르는 땅도 있다. 계속 해가 내리쬐면 땅이 갈라지면서 지열이 올라오고, 태양열과 합쳐져 이글이글 타는 열이 지상을 돌게 된다. 여기서 땅이 함유하고 있는 물의 양을 진액의 양, 태양열은 노화·스트레스 등 에너지 소모로 발생하는 열, 지상의 열을 갱년기 열감·건조증 등의 증상으로 이해하면 된다. 초기에는 위쪽에 치솟은 열감으로 인해 땀·건조·피로 등을 호소하는 정도다. 시간이 지나면 두통·관절통·불면·우울 등의 증상이 더해지고, 심해지면 공황장애까지 앓게 된다.

	땀, 열, 짜증, 피로, 질 건조	3개월
	어지러움, 두통, 관절통, 불면, 우울, 염증, 피부 트러블	6개월
	불안장애, 공황	6개월~1년

땅에 비유되는 갱년기 증상

　만약 땅에 천막을 친다면 어떻게 될까? 햇볕을 가릴 수 있으니 즉시 시원해지면서 열이 떨어지는 효과가 있을 것이다. 그러나 열을 차단할 뿐 이미 건조해진 땅이 촉촉해지지는 않는다. 시간이 지날수록 수분은 더 말라 간다. 천막을 쳐서 열을 식히는 방법이 바로 호르몬 요법이다. 한방에서는 메마른 땅을 촉촉하게 하면서 위로 뜨는 열을 잡아내리는 처방을 한다. 천막을 치는 것에 비해 시간이 많이 걸리고 효과는 더디지만 더 궁극적인 방법이다.

폐경이 아니라
'난소가 잠시 기절한 상태'

41세의 여성이 산부인과에서 호르몬 검사를 한 후 폐경 진단을 받고 한의원을 찾아왔다. 40대 초반에 할머니가 된 건가 싶어서 우울해 하던 중 열감과 불면 증상까지 생겼다고 했다. 갑작스러운 몸과 마음의 변화에 너무 힘들었지만 유방에 섬유선종도 있고 자궁근종도 있어 호르몬 치료를 받기에는 부담스러운 상황이었다.

의학적으로 만 40세 이전에 폐경이 되는 경우를 '조기 폐경'이라고 한다. 이런 여성들의 경우 특히나 심리적으로 받는 충격이 크다. '나는 왜 이렇게 빨리 늙지?', '벌써 여자로서 끝났나?', '남편이 나를 여자로 보지 않으면 어떡하지?' 주로 이런 걱정이다. 하지만 조기 폐경이 되었다면 이런 걱정보다 골다공증이나 심혈관계 질환 등에 노출되는 것을 더 염려해야 한다.

간혹 약체질인 사람이 20~30대에 지나치게 과로하면 40대에 접어들어 갱년기 증상이 나타날 수 있다. 우리나라 30대 여성의 경우 대부분 결혼, 육아, 사회생활 등으로 인해 에너지 소모가 크다. 그러다 40대에 접어들면서 호르몬 감소와 맞물려 여러 증상이 나타나고, 심한 경우 바로 폐경으로 이어질 수도 있다.

· · ·

폐경의 나이는 첫째로 유전적 영향을 받지만, 40대 초반에 폐경 진단을 받았다면 다음과 같지는 않은지 몸 상태를 한번 돌아봐야 한다.

- 체지방이 너무 부족하거나 많을 때, 호르몬 밸런스가 깨진 경우
- 반복되는 다이어트, 불규칙하고 소홀한 식사로 영양

이 부족한 경우

• 급작스러운 스트레스나 정신적 충격을 받은 경우

나는 환자들에게 이런 경우를 '난소가 잠시 기절한 상태'라고 표현한다. 몸의 균형이 깨진 상태이므로 한방 치료와 함께 식생활 개선, 수면 시간 조정, 운동 요법 등을 병행하면 건강 상태가 호전되고 자율신경의 균형이 잡히면서 다시 생리를 시작하는 경우도 있다. 이 41세 환자도 3개월 동안 치료를 받고 생리가 돌아왔다. 호르몬 수치도 정상으로 회복되었고 갱년기 증상도 모두 사라졌다.

우리 몸의 모든 기능은 톱니바퀴처럼 서로 얽혀 돌아간다. 그러기에 체력이나 면역이 떨어지면 자궁이나 난소에도 영향을 미쳐 일시적으로 폐경 증상이 나타날 수 있다. 한방 치료로 죽은 난소를 살리지는 못하지만 잠시 기절한 난소를 정상으로 돌려놓을 순 있다.

증상이 없는 갱년기 vs.
고통스러운 갱년기

모든 여성의 갱년기가 고통스러운 것은 아니다. 25%의 여성은 별다른 증상 없이 넘어가고 50%의 여성은 가끔 열이 확 오르거나 땀이 나서 부채질 몇 번 하는 정도로 넘어간다. 나머지 25%가 극심한 갱년기 증상으로 고통을 받는다. 왜 어떤 사람은 갱년기를 무탈하게 넘기고 어떤 사람은 고통 속에서 헤매게 되는 것일까?

우리는 태어날 때부터 신기능의 강약을 타고 난다. 유전적 소인이 강하다고 할 수 있다. 앞서 말했듯 신기능은 신음, 신양으로 다시 나뉜다. 신음은 기계로 치면 기름 같은 역할이고, 신양은 기름을 에너지화하는 화력이라 할 수 있다. 우리 생명력의 기초가 되는 신음, 즉 진액을 많이 가지고 태어난 사람을 강체질, 진액을 조금만 가지고 태어난 사람은 약체질이라 정의할 수 있다. 갱년기 즈음이면 타고난 진액의 양과 살면서 얼마만큼 진액을 소모했는가에 따라 사람마다 신음의 상태가 달라진다. 약체질인 경우 더 많이 말라 있을 것이고, 강체질인 경우 아직도 신음이 양호한 상태일 것이다. 갱년기를 힘들게 보내는 여성들은 전자인 경우가 많다.

약체질인지 강체질인지는 맥을 통해 알 수 있지만 사실 본인이 가장 잘 안다. 강체질인 사람들은 밥 한 끼쯤 건너뛰어도 문제없고, 하룻밤 잠을 못 자도 잠깐 쉬고 나면 체력이 회복된다. 반면 약체질을 타고난 사람은 끼니를 거르면 아무 것도 할 수 없고, 죽었다 깨나도 시간이 되면 잠자리에 들어야 체력이 유지된다. 약체질로 태어났다고 평생 골골하며 사는 것은 아니다. 신기능은 기본적으로 부모로부터 유전되지만 후천적인 것은 위장을 통해서 얻는다. 즉 무엇을 먹는가, 어떻게 생활하는가에 따라 약체질도 건강하게 살 수 있다.

"저는 감기도 잘 안 걸리는데 왜 약체질이에요?" 간혹 이렇게 묻는 사람이 있다. 나도 약체질이지만 젊어서 강철 체력이라는 소리를 들을 정도로 강체질처럼 살았다. 평생 규칙적인 생활을 하고 좋은 음식과 보약으로 관리한 덕에 신기능이 좋아졌기 때문이다. 그만큼 약체질들은 위장 기능을 관리하는 게 매우 중요하다. 강체질이라고 마음 놓고 있으라는 뜻은 아니다. 식습관과 생활 습관 관리가 안 되면 아무리 타고났어도 신기능을 갉아먹게 된다.

· · ·

2000여 년 전 저술된 한의학의 바이블 《황제내경黃帝內經》에는 여성의 생애 주기가 7수로 변한다고 적혀 있다. 14세에는 신수가 왕성해지면서 생리를 시작하고 임신이 가능해지며, 점점 그 기운이 퍼져 28세가 되면 육체적인 능력이 가장 왕성해진다. 35세가 되면 신기, 즉 신수가 마르기 시작한다. 49세가 되면 신기가 쇠하고 신수가 고갈되어 폐경을 맞이하고 노화가 급진된다. 앞서 말한 것처럼 인체를 땅에 비유한다면 건강한 가임기 여성은 촉촉한 땅이고, 바짝 말라서 쩍쩍 갈라진 땅은 갱년기 여성에 비유할 수 있다. 인간의 생명 활동은 이렇게 진액을 소모해가는 과정이라고 이해하면 된다.

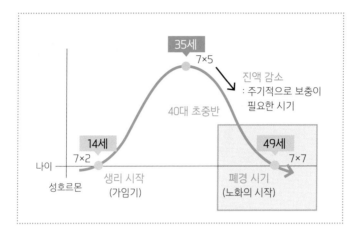

나이에 따른 신수 변화

여기서 우리가 주목해야 할 나이는 35세다. 이때를 기점으로 여성호르몬이 줄어들고 임신 확률이 떨어진다. 그래서 진액이 부족한 약체질의 경우에는 35세 이후 주기적으로 몸을 보하는 약을 복용해 신기능을 유지하는 것이 중요하다. 다음으로 중요한 나이는 40세다. 마흔이 넘어가면 본격적으로 신기가 약해지고 진액이 부족해지므로 이때부터 적극적으로 진액을 보충하면 훨씬 덜 힘들게 갱년기라는 터널을 지날 수 있다.

갱년기는 신기능 약화로 신음이 부족해지는 상태인 만큼, 남은 반평생을 위해 충전이 필요한 시기다. 신기능이 원활해야 위와 장을 통해 흡수된 영양분을 신음으로 만들고 모든 조직에 공급할 수 있기 때문이다. 준비 없이 갱년기를 맞았다면 지금부터라도 증상에 맞는 적절한 치료와 생활 습관 개선을 시작해야 한다.

갱년기 한약에는
여성호르몬 성분이 들어있다?

호르몬 치료가 부족한 호르몬을 직접 보충하는 방법이라면, 한방에서는 여성호르몬 없이도 잘 살 수 있도록 돕는 치료를 한다고 했다. 이쯤 되면 드는 생각이 있을 것이다. 호르몬 보충 없이 어떻게 치료를 한다는 걸까? 한약에 여성호르몬과 유사한 효과를 내는 약재가 들어가진 않을까? 한의원을 찾는 환자들 또한 자주 하는 질문이다. 한방 치료는 크게 한약 처방과 약침·침 치료로 나뉜다.

　한약의 경우 그 치료 효과에 대한 연구 결과들이 속속 국제 학술지에 게재되고 있다. 과학적으로도 한약 치료의 유효성과 안전성이 입증되고 있는 것이다. 그중 가미소요산加味逍遙散은 유방암 치료제 부작용으로 인한 갱년기 유사 증상 치료에 활용된다. 냉증, 월경불순, 월경곤란증, 갱년기장애 적응증에 대해서도 국민건강보험으로 보장이 되는 처방이다.

한약

갱년기 한약은 전신적 관점에서 처방되므로 여성호르몬을 자극하지 않고 자율신경계의 균형을 맞춰주는 역할을 한다. 이를 기본으로 개인의 한방 검진 결과에 따라 각기 다른 처방이 나간다. 개별 한약재에는 유사 에스트로겐 성분을 함유하는 것들이 있는데 대표적으로 갈근, 하수오, 당귀 등이다. 한약 처방은 보통 20가지 내외 약재로 구성되기 때문에 이러한 약재는 전체 함량에서 미미한 부분을 차지한다. 즉, 각각의 약재가 함유하고 있는 많은 성분 중 하나일 뿐이기에 우리 몸에서 여성호르몬을 자극하는 방향으로 작용하지 않는다. 특히 나는 갈근과 하수오를 잘 사용하지 않는 편이며 당귀 또한 필요한 경우 소량으로 사용한다.

갱년기 한약이 여성호르몬을 보충하는 작용을 하지 않음에도 증상에 대체적으로 좋은 효과를 보이는 것은 갱년기 증상이 여성호르몬 부족만의 문제가 아니라는 증거이기도 하다. 한약에는 신기능을 보강하는 약재들이 우선적으로 쓰이며, 개개인의 증상에 따라 약재의 가짓수와 용량을 가감한다.

- 가미귀비탕加味歸脾湯 : 당귀, 인삼, 황기, 용안육, 백출, 백복신 등을 사용하는 귀비탕에 시호, 치자, 목단피 등을 넣은 것. 음혈이 부족하고 스트레스가 많아 불면인 경우 효과가 좋다.

- 가미소요산加味逍遙散 : 당귀, 백작약, 치자, 목단피, 시호, 맥문동 등으로 구성. 간경의 울화로 인해 허열이 들뜨는 유형, 특히 호르몬 부족의 영향을 많이 받는 환자에게 처방한다.

- 가미계지가용골모려탕加味桂枝加龍骨牡蠣湯 : 계지, 작약, 감초, 용골, 모려 등의 약재를 사용. 신경 쇠약이나 자율신경 실조증이 강한 경우 쓴다.

• 가미온담탕加味溫膽湯 : 반하, 진피, 백복령, 지실, 죽여 등
으로 구성된다. 불안과 불면이 심한 환자에게 처방
한다.

이 밖에도 근골이 약해져 있는 경우나 골다공증에 사
용하는 대영전大營煎, 부정출혈이 있는 경우 기능성 출혈에
사용하는 하혈방下血方, 방광증후군에 효과가 있는 가미온신
탕加味溫腎湯, 가슴 두근거림과 불안에 잘 듣는 가미이진탕加味二
陳湯, 두통과 어지러움에 사용하는 가미도담탕加味導痰湯, 질 건
조증이 있을 경우 가미청기산加味淸氣散, 관절통과 근육통에
사용하는 가미양위탕加味養胃湯 등의 기본 처방을 재구성한
후 녹용, 녹각류의 보신제를 함께 사용하면 치료와 동시에
보강의 효과를 가진다.

약침과 침 치료

1950년대 이후 약침 연구가 활발해지면서 다양하고
안전한 약침이 많이 개발되었다. 약침은 한약의 유효 성분
을 추출하여 시술하는 침법으로, 치료 효과가 빠르게 나타

나고 효과가 오래 지속되는 장점이 있다. 면역력의 증강까지도 가능한 치료법이다. 갱년기 다양한 증상에 따라 약침의 선택 범위가 넓으나 주로 활용하는 것은 수승화강약침과 산삼약침, 봉독약침 등이다.

- 수승화강水升火降 약침 : 상열하한을 비롯하여 심기능이 허약해 가슴이 두근거리고 불면이 있는 경우, 상열감과 발한이 있는 경우 자율신경을 안정화시켜서 증상을 완화하는 효과가 있다.

- 산삼 약침 : 체력이 고갈되어 기력이 없는 경우, 가슴 두근거림이 심한 경우, 불면증, 열감과 땀이 심한 경우 효과적이다. 심장의 기운을 올려주며 체력을 향상시킨다. 자율신경계를 안정화하며 우울증에도 효과가 좋다.

- 봉독 약침 : 꿀벌의 독을 가공해 병증이 있는 부위에 주입하는 것으로, 갱년기 퇴행성 관절 통증에 효과가 좋아 소염진통제를 복용하지 않아도 통증이 호전될 수 있도록 도와준다.

염증 치료에 효과적인 황련해독탕 약침, 질염과 외음부 통증을 가라앉히는 BUM약침, 뇌 기능을 안정화해 불면과 건망증 개선에 도움을 주는 CM약침, 두통과 고혈압에 좋은 삼정약침, 퇴행성 골관절에 효과적인 HN약침, 갱년기 자율신경 실조로 인한 소화 장애에 좋은 위적체약침도 증상에 따라 사용하면 증상 완화에 도움이 된다.

일반적인 침 치료의 경우 갱년기의 들떠 있는 허열을 가라앉히고 심장 기능의 회복, 말초 순환의 강화가 가능하며 상열감과 땀에도 효과적이다. 백회, 전중, 상완, 중완, 하완, 삼음교, 조해, 태충 등 갱년기 증상과 관련 있는 혈자리에 침을 놓아 증상을 다스린다.

증상이 없다고
안심할 순 없다

갱년기 치료를 위해 한의원을 찾는 환자들은 크게 다섯 부류다.

- 폐경 전 생리불순이 나타나면서 여러 가지 갱년기 증후를 느끼는 여성
- 폐경이 오고 3년 안에 격심한 갱년기 증상을 느끼는 여성
- 폐경 후 5년 이상 경과되었는데 뒤늦게 갱년기 증상이 나타나 고통받는 여성

- 폐경 전후로 호르몬 치료를 시작해 증상이 가라앉다가 다시 심해진 여성
- 호르몬 치료를 중단하고 얼마 지나지 않아 더 극심한 증상이 나타난 여성

앞서 25%의 여성은 아무 증상 없이 갱년기를 넘긴다고 설명했다. 그렇다면 이들은 강체질을 타고났으니 그저 축복을 즐기며 살면 되는 것일까? 보통 폐경 전후 2~3년, 늦어도 5년 이내면 우리 몸은 호르몬 불균형에 적응한다. 하지만 언제나 예외는 있는 법. 뒤늦게 탈이 나 증상에 시달리는 경우도 있다. 그러니 아무 증상이 없다고 갱년기를 남의 일처럼 취급해선 안 된다.

75세의 환자가 갱년기 증상으로 찾아온 적이 있었다. 50세에 폐경하고 이후 10년 동안 아무 증상 없이 왕성하게 사회 활동을 하며 살았는데, 60세에 갑자기 증상이 나타났다는 것이다. 그때부터 온갖 치료를 다 해봤지만 아무런 도움을 받지 못하고 15년 동안 고통받고 있다고 했다. 이런 경우 증상이 갱년기 때문임을 인지했다면 그나마도 다행스러운 일이다. 폐경 후 10년이 지나 생긴 몸의 이상을 갱년기 탓이라고 판단하는 것은 쉽지 않기 때문이다. 그래서

대부분 증상별로 진료과를 전전하게 된다. 땀이 나거나 열감이 올라오는 증상은 내분비과, 불면은 신경정신과, 관절통증은 정형외과….

지금 별다른 증상이 없다는 이유로 갱년기를 쉽게 보낸다고 자만해선 안 된다. 뒤늦게 고생하지 않으려면 반드시 폐경 전후 3년 동안은 몸을 보강하는 생활을 해야 한다. 갱년기 건강은 노후와도 직결되어 있다. 다시 한 번 말하지만 지금 당장 갱년기 증상이 없더라도 안심해서는 안 된다. 여성이라면 누구라도 갱년기 전후 반드시 자신의 몸을 돌아보고 재정비하는 시간이 필요하다.

신기능을 회복하는
갱년기 생활 계획표

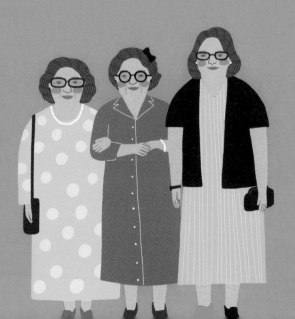

갱년기 관리는
곧 생활 관리

"운동은 정말 너무 싫어요. 운동만 안 하면 안 될까요?"
"나중에 후회하지 않으려면 지금 걷기라도 해야 돼요."

오늘도 운동은 정말 싫다는 환자 한 분이 다녀갔다. 어떤 마음인지는 이해가 간다. 오십이 넘도록 해본 적 없던 운동을 어느 날 갑자기 습관으로 만들기는 쉽지 않다. 하지만 건강한 노화를 위해서는 평생 해본 적 없던 일도 이제는 습관으로 만들어야 한다. 고리타분한 말로 들리겠지만, 몸도 마음도 젊고 건강하게 갱년기를 보내는 첫걸음은 몇 가지 원칙을 지키며 규칙적인 생활을 하는 것이다.

호르몬 치료를 오래 받은 사람을 보면 평소 생활 습관이 좋지 않은 경우가 많다. 호르몬만 복용하면 다 해결된다는 수동적인 생각에, 아무 때나 먹고 싶은 것만 먹고 운동은 멀리한다. 한의원에 찾아오는 환자들도 마찬가지다. 좋은 한약만 먹고 침만 맞으면 다른 노력을 하지 않아도 갱년기 증상이 저절로 사라질 것이라는 잘못된 기대를 한다.

규칙적인 생활을 통해 진액이 손상되지 않도록 하는 것이 갱년기 치료의 첫 번째 원칙이다. 내 환자들은 한의원에 올 때마다 인바디 검사를 통해 근육량과 체지방량을 체크한다. 다이어트가 목적도 아닌데 매번 인바디 검사를 하는 이유는 그간 식사를 제대로 했는지, 꾸준히 운동을 했는지 알아보기 위해서다. 대답은 꾸며서 할 수 있지만 체성분은 꾸밀 수가 없다. 일종의 거짓말 탐지기인 셈이다.

· · ·

나를 찾아오는 여성들을 보면 직장을 다니거나 본인 일을 하는 경우보다 그렇지 않은 경우가 더 많다. 얼핏 생각하면 체력적 소모가 크고 피로도가 높은 직장인이 더 갱년기를 힘들게 보낼 것 같지만, 오히려 잘 극복하는 편이다. 증상 자체가 직장을 다니는 사람이 덜하고 전업주부가 더한 것은 결코 아니다.

차이는 '규칙적인 생활'에 있다. 내일 당장 회사에 가야 하는 사람은 밤에 잠을 잘 못 자도 어쨌든 출근을 하기 위해 정해진 시간에 일어난다. 일을 해야 하니 아침에 간단한 요기라도 할 것이고 점심은 정해진 시간에 사람들과 어울려 먹는다. 매일 비슷한 시간에 집에 돌아가고 비슷한 시간에 잠자리에 든다. 규칙적인 생활이 이어지는 것이다. 또하루 종일 자신에게 매몰되어 있지 않고 다른 사람들과 소통하는 것, 일을 통해 성취감을 느끼는 것도 갱년기 극복의 큰 요소다. 단, 갱년기는 진액이 부족해 면역력과 저항력이 많이 떨어져 있는 시기이므로, 과로가 이어지면 사회생활을 지속하기 힘들 정도로 증상이 악화될 수 있다. 그래도 나는 직장을 다니는 환자에게 웬만하면 일을 그만두지 말라고, 그게 더 갱년기로부터 쉽게 벗어날 수 있는 방법이라고 조언한다.

반면 직장에 다니지 않는 전업주부들은 어떨까? 몸이 좋지 않으면 그대로 늘어져 버린다. 힘드니까 움직이지 않게 되고, 움직이지 않으니 몸은 점점 더 늘어진다. 몸만 늘

어지면 그나마 다행이다. 혼자 있는 시간이 길어지면서 마음마저 가라앉는다. 주부들에게 갱년기 우울증이 빈번한 이유다. 낮 시간을 그렇게 보내고 나면 당연히 밤에 제대로 잠을 잘 수 없다. 이렇게 생활이 굳어지면서 악순환이 반복된다.

직장에 다니는 여성들은 진액을 보하는 치료로 체력을 올리면 갱년기 증상도 쉽게 잡히는 편이다. 반면 생활이 불규칙한 경우 한방 치료만큼이나 생활 리듬을 바로잡는 치료가 매우 중요하다. 그래서 주부 환자에게는 일종의 갱년기 생활 계획표를 만들어 주고 꼭 실천하라고 당부한다. 규칙적인 생활이라고 해서 각자의 생활 리듬에 맞춰 새벽 4시에 자고 오전 11시에 일어나 하루 두 번씩 식사하는 것이 괜찮다는 것은 아니다. 여기서 말하는 규칙적인 생활이란 '자연과 우리 몸의 시계를 맞추는 것'을 뜻한다. 쉽게 말해 해가 뜨면 움직이고 해가 지면 휴식을 취하는 식이다.

갱년기 치료는 생활 습관을 바로잡는 것에서 시작한다. 이는 단순히 증상 관리가 아닌 만성 질환과 노화를 예방하는 출발점이 된다. 그래서 갱년기 관리를 어떻게 하느냐에 따라 남은 삶의 질이 달라지는 것이다. 물론 생활을 바로잡아 진액을 보충하기 위해서는 많은 시간과 노력이 필요하다. 갱년기에 평생 동안 가져갈 좋은 생활 습관을 만들어 놓는다고 생각하면 좋을 것 같다.

갱년기 생활 계획표	
09:00~11:00	집 밖으로 나가 볼일 보기
11:00~12:00	햇볕 쬐며 1시간 걷기
13:00~16:00	집안일을 포함한 모든 활동 끝내기
19:00~19:30	스트레칭 하기
21:00~22:00	마음이 편해지는 에세이 읽기, 스트레스 받는 TV 프로그램이나 영상 보지 않기
22:00~	취침. 자정 전에 잠들기

아침엔
무조건 밖으로 나가라

해가 뜨는 시간에 움직이고, 해가 지는 시간에 쉬는 것. 사실 아주 간단한 원칙이다. 자연의 흐름에 몸을 맡기라는 것이다. 해가 뜨면 태양의 양기를 받아 잠들었던 만물이 깨어난다. 인간도 이에 맞춰 활동을 시작하는 것이 좋다.

우리 몸이 필요로 하는 에너지원을 기혈氣血이라고 하고, 기혈의 순환 통로를 경락經絡이라고 하는데, 하루 중 경락이 가장 활성화되는 시간이 바로 진시(오전 5시~7시)다. 쉽게 말해 오전 5시에서 7시는 몸 구석구석으로 에너지가 확 퍼져나가는 황금 시간이다. 오전은 태양이 뜨면서 양기가 올라오는 때이다. 모든 기운이 위로 오르고 펼쳐진다. 반면 오후가 되면 지는 태양과 함께 기운이 안으로 들어가고 재생을 준비한다. 우리 몸의 에너지 또한 태양이 뜨고 지는 자연의 리듬에 맞춰 활성화되고 휴식을 취한다. 그런 상태에서 우리 몸은 가장 건강하다. 부지런히 일어나 아침부터 몸을 움직이고 오후가 되면 기운을 가라앉혀야 하는 이유이다.

첫째, 아침 스케줄을 만든다.

헝클어진 생활 리듬을 바로잡기 위해 가장 먼저 해야 할 일은 '아침 스케줄 만들기'이다. 오전은 생기가 올라오고 하루 중 가장 활력이 넘칠 때다. 이 시간에 움직여야 컨디션 회복에도 좋고 몸도 쳐지지 않는다. 불면증 해소에도 오후 햇살보다 오전 햇살을 받는 것이 더 도움이 된다. 그러나 몸이 안 좋은 경우 오전에 늘어지기 쉽다. 그럴수록 밖으로 나가 활발하게 활동을 해야 한다. 아침 식사 후 가족들이 집을 나설 때 함께 나서자. 그런데 이렇게 말하면 갈 데가 없다고 하소연하는 주부들이 대다수다. 일단 장보기나 은행 업무 등의 볼일이 있다면 모두 오전에 본다. 별다른 일이 없다면 동네 산책이나 쇼핑을 즐겨보자. 친구와 만나 카페에서 수다를 떨어도 좋다.

가장 추천하는 것은 운동을 하거나 강습을 듣는 등 취미를 갖는 것이다. 평생교육원이나 구청, 보건소, 여성센터 등 지역별로 주민을 위한 다양한 취미 강습이 있다. 꽃꽂이, 사진 촬영, 유튜브, 심리 교육…. 흥미로운 수업들이 많다. 나도 예전에 잠깐 한의원을 쉴 때가 있었는데, 그때 대학에서 하는 평생교육원에 다녔다. 집 근처에 있는 구청에도 자주 출근 도장을 찍었다. 잡지부터 여행서, 전공서 등 책을 보고 커피도 마시며 오전 시간 내내 지루하지 않게 보냈던 기억이 난다. 종교 활동이나 봉사 활동을 하는 것도 방법이다. 그게 무엇이든 오전에 출근하듯이 주기적으로 할 수 있는 일을 만들자. 설거지나 집 정리, 청소 등 집안일은 오후에 해도 충분하다.

둘째, 오후 4시부터는 몸의 기운을 가라앉힌다.

오전에 외출한 후 돌아와 가급적 집안일까지 마무리한다. 그리고 오후 4시부터는 기운이 흥분되지 않도록 과도한 신체 활동을 피하는 것이 좋다. 집안일도 소소한 것들 위주로 처리한다. 보통 밤에 잠을 잘 못 자다 보니 이 시간쯤 낮잠을 자는 경우가 많다. 불면증이 더 심해질 수 있으므로 낮잠은 최대한 피한다. 특히 오후 3시 이후에는 절대 낮잠을 자지 않도록 노력한다. 수영, 헬스, 에어로빅 등의 격렬한 운동을 하고 있다면 이 또한 오전에 하고, 저녁 8시 이후에는 체력 소모가 큰 운동은 피한다.

오후부터 저녁 시간에는 과격한 운동보다 스트레칭을 하는 것이 좋다. 목부터 발까지 20~30분 정도 스트레칭을 하면 하루 동안의 긴장과 스트레스를 풀 수 있어 숙면에 도움이 된다. 저녁 식사를 하고 나면 대부분 TV 앞에 앉게 되는데, TV 프로그램도 가려서 보는 것이 좋다. 보면서 스트레스를 받거나 생각이 많아지는 프로그램은 보지 않는 걸 추천한다. 책을 보더라도 수면 시간이 가까워지는 저녁 9시 이후에는 골치 아픈 책 말고, 마음을 편안하게 가라앉혀 주는 짧은 에세이 종류를 읽는다.

건강에 좋은 음식이 아닌
나에게 맞는 음식을 먹는다

☐ 고기, 생선을 안 먹는다.

☐ 과일을 많이 먹는다.

☐ 빵, 떡, 국수, 피자 등 밀가루 음식을 좋아한다.

☐ 고구마, 감자, 옥수수 등으로 식사를 대신한다.

☐ 하루 세끼를 챙겨 먹지 않는다.

☐ 하루 1~2회 간식을 먹는다.

☐ 소화가 덜 되더라도 꼭 현미밥을 먹는다.

☐ 식사를 통한 영양 섭취보다 영양제를 신뢰한다.

몇 개나 해당되는가? 많이 해당될수록 진액이 손상되는 식생활을 하고 있다. 갱년기는 신수의 기능이 약해져 진액이 마르는 시기다. 그래서 자율신경계의 균형이 깨지고 갱년기 증상이 나타난다. 진액이 말라가는 것 역시 자연스러운 노화의 과정이지만 갱년기에는 급격히 손상되는 것이 문제다.

그렇다면 일상생활에서 진액을 보충하는 가장 좋은 방법은 무엇일까? 바로 음식이다. 음식을 먹으면 위에서 소화가 일어나고 소장에서 탁한 것은 거른 후 영양분만 흡수한다. 흡수된 영양분은 혈액 속으로 들어가 몸의 모든 조직으로 보내져 진액의 형태로 바뀐다. 신기능이란 것이 이 혈액을 진액으로 바꿔주는 기능이다. 그러니 진액을 보강하기 위해서는 좋은 영양소를 섭취하는 것이 우선이다.

대부분 40대에 들어서면 체력이 예전 같지 않다고 느낀다. 그래서 좋다는 음식에 관심을 갖기 시작한다. 본격적으로 갱년기 증상이 나타나거나 고혈압·고지혈증 같은 만성 질환이 생기면 음식 관리에 더욱 신경을 쓴다. 그래서 갱년기 증상으로 한의원을 찾아오는 환자들을 보면 나름대로 식단 관리를 하고 있는 경우가 많다. 콜레스테롤 수치가 올라갈까 봐 고기는 잘 안 먹고, 과일은 몸에 좋으니까 많이 먹는다. 심지어 과일로 끼니를 때우는 사람도 있다. 일반적으로 건강한 식습관으로 통용되는 것도 갱년기에는 증상을 증폭시키는 원인이 될 수 있다. 기본적인 원칙은 기존의 건강한 식습관과 동일하다. 줄어드는 호르몬의 영향으로 체지방이 축적되기 쉬워지는 시기이므로 전체 섭취 칼로리를 낮추면서 영양이 풍부한 식단을 유지한다.

하루 3회 정해진 시간에 식사를 하되 식사 시간이 25분 이상이 되도록 충분히 씹는다. 장은 음식물을 섭취해 영양을 흡수하는 역할을 한다. 하지만 40년 이상 쓰게 되면 장 또한 노화하기 때문에 유익균보다 유해균이 득실거리게 된다. 유산균이 풍부한 저염 김치, 요구르트, 청국장 등의 발효 식품은 유익균을 활성화해 비만 예방과 혈액 정화를 돕는다. 또한 비타민과 섬유질이 풍부한 각종 채소를 다양하게 챙겨 먹어야 혈액이 탁해지거나 장내 노폐물이 쌓이는 것을 막을 수 있다. 단백질은 매 끼니 동물성과 식물성을 같이 섭취하되 동물성 단백질의 경우 생선과 육류의 비율을 2:1 정도로 유지한다. 생선류를 2회 먹으면 육류를 1회 먹는 식이다. 단 육류의 경우 기름기가 적은 부위를 선택하고, 소화와 흡수가 잘 되는 조리법을 선택한다. 아래 내용을 냉장고나 싱크대에 붙여 두고 늘 지키도록 노력해보자.

첫째, 매 끼니 단백질 식품을 챙겨 먹는다.

- 동물성(육류, 생선류)과 식물성(버섯, 두부, 낫또, 청국장 등) 단백질을 골고루 먹는다.
- 생선류와 육류는 2:1 비율로 섭취한다.
- 지방 함량이 적고 단백질이 많은 부위를 선택한다. (돼지고기 앞다리살, 소고기 안심, 닭가슴살, 연어, 명태, 북어, 대구, 복어, 조기 등)
- 한 끼에 몰아 먹지 않고 매 끼니 소량씩 나눠 먹는다.

둘째, 소화력이 약한 경우 채소는 데치거나 쪄서 먹는다.

- 양파, 토마토, 부추, 케일, 파프리카, 버섯, 시금치, 가지, 레드 비트를 즐겨 먹는다.
- 브로콜리, 양배추, 시래기 등은 익혀 먹는다.
- 생 채소를 먹을 경우 오래 씹는다.

셋째, 간식은 되도록 적게, 건강한 것으로 섭취한다.

- 플레인 요구르트, 영양죽 등이 좋다.
- 위염이 있는 경우 우유 섭취를 주의한다. 소화 장애와 두통을 일으킬 수 있다.
- 과일은 사과 기준 1/4개 정도로 소량씩만 먹는다.

- 자두, 블루베리, 딸기, 아보카도를 선택한다.

넷째, 밀가루 음식과 떡 종류는 되도록 삼간다.

다섯째, 견과류는 한 스푼을 넘지 않아야 한다.
- 갱년기에는 검은깨, 잣, 호두가 좋다.
- 완전히 죽이 될 정도로 오래 씹는다.

여섯째, 따뜻한 물을 자주 마신다.
- 물은 반드시 차갑지 않게 마신다.
- 커피, 홍차 등 카페인이 있는 음료는 가급적 마시지 않고 쑥차, 둥굴레차, 구기자차 등 갱년기에 좋은 차를 마신다.

여기까지는 모든 사람에게 적용되는 기본적인 원칙이다. 그 많은 음식을 하나하나 좋은 것, 나쁜 것으로 구분하는 것은 사실상 불가능하다. 최대한 이 원칙에 맞춰서 음식을 먹도록 해보자.

언제부터인지 현미밥, 고구마, 삶은 달걀 등의 식품이 다이어트와 건강식의 대명사가 되었다. 본인 나름대로 식단 관리를 하고 있다는 환자들의 식단을 들여다봐도 빠지지 않는 것들이다. 물론 좋은 식품인 것은 맞다. 단, 소화 기능에 문제가 없는 건강한 사람들에게 해당되는 이야기다. 자율신경계 균형이 깨져 위장관의 기능이 크게 흔들리는 갱년기 여성에게는 오히려 독이 될 수 있다. 아래는 건강에 좋은 식품으로 알려져 있지만 주의가 필요한 경우다.

첫째, 달걀은 조리법에 따라 소화가 잘 안될 수 있다.

소화력이 약한 편인데 아침마다 삶은 달걀과 우유, 과일을 먹던 환자가 있었다. 삶은 달걀은 소화 흡수가 잘 안된다. 수란이나 찜으로 먹는 것이 좋다. 생과일, 우유도 마찬가지다. 결론적으로 이 여성은 자신에게는 맞지 않는 건강식을 먹고 있던 셈이다.

둘째, 고구마가 모두에게 다이어트 식품인 것은 아니다.

고구마의 섬유질이 소화 장애를 일으킬 수 있기 때문

에 평소 위 기능이 약한 사람에게는 문제가 될 수 있다. 식사 때 밥과 함께 조금씩만 먹는다.

셋째, 현미밥이 무조건 쌀밥보다 좋은 것은 아니다.

한방에서는 백미를 위장약이라고 한다. 위장의 기를 보하고 이롭게 하기 때문이다. 소화 기능이 떨어질수록 갱년기 증상이 더 증폭되므로 소화 기능을 바로잡는 식습관이 갱년기 치료에 매우 중요하다. 소화력이 약한 사람에게는 현미보다 백미가 보약이다. 영양적인 면을 고려한다면 백미에 현미 쌀눈을 넣어서 밥을 한다. 소화력은 올라가고 영양소는 보충된다. 현미 잡곡밥을 먹는다면 25분 이상 꼭꼭 씹어서 천천히 먹는다.

넷째, 기운이 없을 때 많이 먹으면 위를 탁하게 만든다.

갱년기가 되어 맥이 없고 늘어지면 잘 먹어야 기운이 돈다고 생각하기 쉽다. 그러나 무작정 잘 먹는 것은 오히려 혈액이 위에만 몰려 몸을 더 쳐지게 만든다. 보통 '뭘 먹어도 기운이 안 난다'고 말하지만, 뭘 안 먹어야 기운이 나는 것이다. 규칙적으로 배부르지 않게 소식을 하고 간식은 되도록 먹지 않는다. 그래야 진액이 맑아진다.

다섯째, 영양제가 식사를 대신할 순 없다.

삼시 세끼 골고루 반찬을 차려 놓고 밥을 먹는 것은 많은 노력과 시간을 필요로 한다. 특히 몸이 좋지 않고 의욕이 없는 갱년기 여성에게는 더욱 힘든 일이다. 그러다 보니 식사는 대강하고 영양제에 의존하다가 간 수치가 올라가는 경우를 종종 본다. 영양제는 어디까지나 식사로 부족한 영양을 보충하는 용도다. 건강한 식사를 우선으로 하고, 영양제는 꼭 필요한 것만 선택적으로 먹는다.

소화 흡수력이 떨어진 상태에서 갱년기라는 스트레스가 더해지면 뇌가 긴장해 불안감, 우울증, 불면증 등이 심해질 수 있다. 식생활을 바로잡는 훈련이 중요한 이유다. 지금까지 설명한 식생활 원칙은 갱년기라는 삶의 한 시기를 벗어나기 위한 일시적인 방법이 아니다. 지금 바로잡아 놓으면 평생 건강한 삶의 기반으로 삼을 수 있다. 그러니 절반이나 남은 인생 동안 가져가야 할 식습관을 이 시기에 꼭 만들어 놓길 바란다.

여성호르몬이 많이 함유된 식품

여성호르몬이 함유된 식품은 열감, 땀, 두근거림을 완화하는 데 도움이 될 수 있다. 하지만 모든 여성에게 해당되는 것은 아니며 무작정 많이 먹는다고 좋은 것도 아니다. 여성호르몬의 함량이 높은 식품을 집중적으로 먹으면 자궁근종, 자궁선근증, 자궁내막증 등의 증상을 악화시키거나 위험이 높아질 수 있으므로 주의한다.

· **석류** : 피토에스트로겐이 풍부해서 갱년기 증상 완화에 도움이 될 수 있다. 특히 석류 속의 엘라그산, 폴리페놀, 안토시아닌 등과 같은 영양소는 활성산소를 없애주는 항노화 효과가 크다. 단, 과다 복용 시 복통이나 설사를 유발할 수 있으므로 일일 권장 섭취량(생과 1~2개, 석류즙 150~170ml)을 지킨다.

· **칡** : 식물성 여성호르몬인 이소플라본이 대두의 30배, 석류의 626배 함유되어 있으며, 사포닌과 식이섬유가 당뇨 예방 및 변비 개선에도 효과적인 역할을 한다. 단, 장기 복용은 피해야 하고, 100g당 130kcal인 고열량 식품이므로 과하게 먹어서도 안 된다. 차가운 성질을 가지고 있어 과용 시 복통이나 설사를 일으킬 수 있다. 몸이 찬 사람은 물 2L에 칡뿌리 볶은 가루 12~20g을 넣고 은근한 불에 1시간가량 달여 먹는다.

· **대두** : 이소플라본이 풍부하다고 알려진 대표적인 식품이다. 대두 속 엽산이 행복 호르몬, 수면 호르몬이라고 불리는 세로토닌의 분비를 촉진해 우울증을 가라앉히는 효과가 있다. 대두에는 단백질 분해 저해 효소가 함유되어 있기 때문에 익히거나 두부, 낫또 등 발효 식품으로 먹는 것이 더 효과적이다.

골다공증 예방 효과를 높이는
똑똑한 운동법

"호르몬 치료 대신 운동을 했으면 지금 이렇게 고생하고 있진 않을 거예요."

호르몬 복용을 끊고 힘들어서 한의원을 찾아온 환자가 하소연한다. 늘 무기력하고 피곤하던 중 약간의 불안 증세까지 생기자 48세에 산부인과를 찾았다. 증상이 그렇게 심하지는 않았지만, 병원에 가봐야 한다는 주변의 말을 듣고 산부인과를 찾았던 것이다. 병원에서는 골다공증 예방을 위해 호르몬제를 복용하라고 권했다. 2년 정도 복용하

는 동안 증상이 별다르게 좋아지지는 않았다. 하지만 골다
공증 예방 차원에서 복용을 이어갔다. 그러다 자궁내막증
이 생겼고, 호르몬을 끊기 위해 사투를 벌이고 있다.

이 환자처럼 증상이 심하지 않음에도 불구하고 골다
공증 예방을 목적으로 호르몬제를 복용하는 여성들이 있
다. 그러나 호르몬제를 한번 먹기 시작하면 끊기가 힘들다
는 사실을 꼭 명심해야 한다.

골다공증은 뼈의 강도가 약해져 골절이 일어날 가능
성이 높은 상태를 말한다. 특히 손목뼈나 척추, 고관절에
서 자주 발생한다. 국민건강보험공단 자료에 따르면 골다
공증으로 병원을 방문하는 사람의 96.5%가 50대 이상이다.
성별로 보면 남성이 7.5%, 여성이 92.5%라는 엄청난 차이
를 보인다. 이 결과는 골다공증의 가장 큰 원인이 폐경이라
는 것을 의미한다. 여성호르몬은 뼈의 강도 유지에 중요한
역할을 하기 때문에 폐경 후 여성호르몬 분비가 중지되면
뼈로부터 칼슘 소실이 일어난다. 그래서 모든 여성은 골다
공증 위험군이 될 수밖에 없다.

운동을 해서 골관절을 튼튼하게 하고 근육량을 증가
시키는 것이 호르몬 치료보다 더 근본적이고 건강한 예방
법이다. 운동이라고 해서 거창하지는 않다. 오전 햇볕을 받

으며 1시간씩 걷는 것이면 충분하다.

첫째, 골다공증 예방에는 걷기가 가장 좋다.

골밀도는 저항이 있어야 높아진다. 쉽게 말해 뼈에 무게가 실리는 운동이 좋다는 뜻이다. 그래서 수영보다는 걷기가 골밀도를 향상시키는 데 도움이 된다. 수영은 물에 떠서 하는 운동이라 관절에 저항이 안 가는 반면 걷기는 우리 몸의 체중을 온전히 실어서 할 수 있는 운동이다. 처음부터 무리할 필요는 없다. 천천히 걷다 익숙해지면 속도를 올려 빠르게 걸어 본다. 저항이 높아질수록 운동 효과가 더 커진다. 물론 과체중이나 관절이 좋지 않은 경우는 해당되지 않는다.

둘째, 햇볕을 받으며 걷는다.

햇볕을 받으면 행복 호르몬, 수면 호르몬이라고 불리는 세로토닌이 합성되어 갱년기 우울감과 불면증 개선에 도움이 된다. 또 햇볕을 받으면 피부에서 비타민 D가 합성되는데, 이 비타민 D는 뼈 건강과 연관이 깊은 영양소다. 햇볕을 바라보고 피부에 쬐는 것만으로도 우울증, 불안, 불면증, 골다공증 개선에 도움이 된다.

셋째, 집 밖에서 걷는다.

밖에 나와 걸으면 나에게 쏠려 있던 시선을 자연으로 돌릴 수 있을 뿐 아니라 발바닥을 자극해 뇌가 활성화된다. 뇌가 활성화되면 잠겨 있던 마음이 꿈틀거리고 의욕이 올라오기 시작한다. 자기 자신이 온 우주인 것처럼 스스로에게 매몰되어 있던 감정에서 벗어날 수 있다. 파란 하늘, 선선한 바람, 나뭇잎의 변화, 길거리에 피어 있는 이름 모를 꽃 등 그동안 보지 못하고 느끼지 못하던 것들이 마음에 들어와 앉으면 평화롭고 따스한 감정이 차오른다.

걷기 운동이 어느 정도 익숙해지면 일주일에 2~3회 정도 근육 운동을 하거나 취미로 즐겁게 할 수 있는 운동 종목을 추가한다. 특히 과거에 디스크 탈출증이나 퇴행성 관절염, 척추관협착증 등이 있었던 사람은 골관절의 퇴행 속도가 빨라지므로 근육의 힘을 더 키워야 한다.

갱년기 증상이 많이 호전되어 체력이 좋아지기 시작하면 탁구를 권한다. 탁구는 공의 속도가 매우 빨라서 운동 중에 다른 생각을 할 수 없다. 굉장한 집중력이 요구되는 운동이라서 생각을 단순화하는 훈련이 필요한 갱년기 여성에게 적합하다.

운동을 하면서 규칙적으로 인바디 측정을 해보는 것도 좋다. 보건소에 가면 누구나 인바디 측정을 할 수 있다. 체지방과 근육량의 변화를 확인해 보면 내가 지금 잘 먹고 있는지, 잘 움직이고 있는지, 보다 분명히 판단할 수 있고 동기 부여도 된다. 체성분이 나쁜 쪽으로 변하고 있다면 자신의 생활을 다시 한번 잘 들여다봐야 한다.

잘못된 수면이
진액 고갈을 부추긴다

밤이 되면 휴식을 취해야 하는 것은 자연의 이치다. 그런데 '해가 뜨면 일어나고 해가 지면 눕는다'는 간단한 자연의 이치를 따르는 게 참으로 힘든 세상이다. 직장에 다니는 여성은 직장에 다니는 여성대로, 주부는 주부대로 밤늦게까지 깨어 있는 일이 많다. 가족들의 귀가가 늦어서, 늦게까지 일을 해야 해서, 밀린 드라마를 봐야 해서 등 이유는 제각각이다. 요즘은 밤낮이 없어진 세상 같기도 하다. 잠을 잘 자던 사람도 자율신경계가 불균형해지는 갱년기가 되면 수면 장애에 시달릴 수 있다. 무엇보다 갱년기는 우리 몸의 진액이 고갈되는 시기인데, 수면 시간이 너무 늦거나 부족하면 진액 고갈 속도가 빨라지고 갱년기 증상이 더욱 악화되는 결과를 낳는다.

밤 10시에서 새벽 2시 사이 분비되는 호르몬은 우리 몸의 재생 작용을 도와 면역력과 저항력을 유지시키는 작용을 한다. 그중 하나는 성장호르몬이다. '이팔청춘도 아니고 웬 성장?'이라고 생각하겠지만, 성장호르몬의 또 다른 역할은 세포의 노화를 막는 것이다. 그래서 '노화 방지 호르몬'으로도 불린다. 갱년기가 노화의 출발선이라면, 성장 호르몬이 충분히 분비되도록 하는 것이 노화를 완화하는 중요한 요건이라고 할 수 있다. 그러니 적어도 11시 이전에는 잠자리에 들고 자정 무렵엔 잠을 자고 있어야 한다. 그래야 노화 방지와 재생을 돕는 호르몬들이 충분히 일할 수 있다.

$\cdots$

일찍 자기 위해서는 일찍 일어나야 하고, 그러기 위해서는 낮에 충분한 활동을 해야 한다. 한 번에 모든 것이 좋아질 수는 없다. 우선 아침에 알람을 맞춰 일어나는 일부터 시작한다. 그리고 늘 같은 시간에 잠자리에 든다. 자려고 누워도 잠이 오지 않는다는 환자에게 알려주는 것이 있다. 바로 생각을 단순화하는 훈련이다. 불면증이 있는 사람들에게는 한 가지 기질적인 특징이 있다. 평소에 생각이 많거나 예민하고, 별것도 아닌 일에 신경을 곤두세운다는 것이다. 잠을 자려고 누워도 자꾸 생각이 떠오르고 생각이 꼬리에 꼬리를 물어 잠들 수가 없다. 이런 기질을 갖고 있는 사람들이 갱년기가 되면 줄곧 뜬눈으로 밤을 지새우게 된다. 이런 사람들은 일상생활에 아래 방법을 적용해보자.

- 불쑥 어떤 생각이 들면 '감사합니다'를 되뇌며 그 생각을 누른다.
- 낮 동안 너무 많은 생각에 휩싸이지 않는다. 그러기 위해서는 눈앞에 있는 것, 지금 하고 있는 일에만 집중한다.
- '이럴까? 저럴까?' 갈등하기보다는 '맞다, 아니다'로 단순하게 생각한다.
- 어떤 생각이 들 때 제 3자의 관점으로 바라본다. 생각을 많이 한다고 해결되지 않는다. 오히려 멈추는 것이 필요하다.

숙면을 돕는 차

- **우유 + 꿀** : 평소 소화에 문제가 없다면 잠자기 전 따뜻하게 데운 우유에 꿀을 타서 마신다. 우유에 함유된 트립토판 성분이 숙면을 도와주는 호르몬인 세로토닌의 분비를 촉진한다. 꿀은 신진대사를 촉진하고 피로 회복에 탁월하며 긴장을 이완시키는 효과가 있다.

- **카모마일차** : 사과향이 나는 카모마일은 불면증에 좋은 차로 잘 알려져 있다. 자기 전에 따뜻하게 마시면 신경을 이완해 숙면을 유도한다. 위를 편안하게 하는 효과도 있어 소화 기능이 떨어진 갱년기 여성에게 여러모로 도움이 된다.

내 갱년기는 왜 이럴까?
증상별 관리법

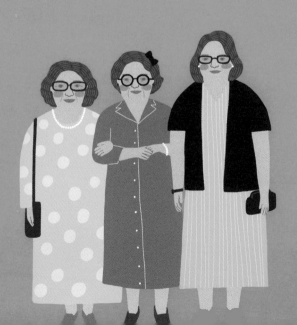

시도 때도 없이
화끈거려요

상열감 / 땀 / 두근거림

"두세 달 전부터 등과 얼굴에 시도 때도 없이 열이 오르고 땀이 줄줄 나요. 밖에서 갑자기 이러면 남들 보기도 민망하고 어쩔 줄을 모르겠어요. 자다가 깨서 젖은 옷을 갈아입는 건 예삿일이고요."

- 손바닥과 가슴에 열이 심해 잠을 못 잔다.
- 가슴 위로 열이 솟구치면서 얼굴이 달아오른다.
- 명치부터 배꼽까지 불기둥이 오르내리는 것 같다.
- 척추를 따라 등이 타들어가는 것 같다.

- 등이 후끈거려서 똑바로 누울 수가 없다.
- 입안과 입술이 말라서 부르튼다.

갱년기 초입에 찾아오는 이런 증상은 갱년기 여성 대부분이 느끼는 가장 흔한 증상이다. 여성호르몬 감소의 직격탄을 받기 때문에 호르몬 치료를 했을 때 가장 좋아지는 증상이기도 하다. 일상생활에 지장을 줄 정도로 상태가 심각하다면 단기간 호르몬제를 복용하는 것도 방법이다. 하지만 복용을 중단한 후 증상이 더 크게 나타날 수 있으므로 신중하게 선택해야 한다. 석류즙이나 칡즙 등 식물성 여성호르몬 함유 식품도 마찬가지다. 증상 개선에 도움을 받을 순 있으나 유방 또는 자궁에 산부인과적 질환이 있다면 악화시킬 수 있으므로 피해야 한다.

다행히 땀이나 열감은 치료와 생활 관리를 병행하면 가장 빠르고 쉽게 잡히는 증상이다. 한번은 폐경 후 몇 년간 유방암 치료를 했다는 환자가 찾아왔다. 유방암 치료에 사용하는 항에스트로겐제 부작용에 갱년기 증상이 더해져 상열감과 땀이 지속되고 있었다. 진맥과 상담을 해보니 스트레스로 인해 심장의 기능이 위축되고 열이 울체된 상태였다. 안 그래도 예민한 갱년기에 유방암 치료까지 받았으니 스트레스가 컸을 것이다. 암 치료 직후라서 식단 관리를 나름대로 하고 있었는데, 거기에 문제가 있었다. 아침에는 우유·삶은 달걀·과일, 점심은 일반식, 저녁에는 고기·채소·고구마·견과류 등을 주로 먹고 있었다. 얼핏 보기에는 건강식이지만 긴 투병 생활로 소화 기능이 떨어져 있는 환자에게 적합한 식사는 아니었다. 우선 소화 흡수가 잘 안 되는 식품인 우유, 삶은 달걀은 식단에서 제외하고 과일은 소량만 먹을 것을 권했다. 소화 흡수가 잘 되는 백미에 현미 쌀눈과 귀리를 섞어 규칙적으로 소식을 하도록 권했고, 갱년기 식생활 원칙(90쪽)에 맞춰 매 끼니 단백질과 채소를 먹게 했다. 치료를 받으며 생활 습관을 바꾼 결과, 한 달이 채 지나지 않아 불편한 증상들이 대부분 가라앉았다.

증상을 완화하는 또 한 가지 방법은 바로 '생각 바꾸기'다. 열과 땀은 자율신경계 불균형이 원인이다. 결국 뇌가 하는 일이니 생각을 바꿔 뇌를 통제하면 어느 정도 효과를 볼 수 있다. 열이 오를 때 '또 열이 오르네. 큰일이네. 어떡하지?'라고 증상에 집중하기 시작하면 더욱 걷잡을 수 없이 얼굴이 후끈거리며 땀이 흐른다. 이럴 때 반대로 정신없이 다른 것에 몰두하면 오히려 열이 오르다가 쓱 내려간다. 열과 땀은 어쩔 수 없는 갱년기 증상이다. 이전과는 다른 몸이 되어가는 것을 인정하고 마음을 편하게 갖자. 긴장이 줄어들면서 한결 빠르게 평정을 찾을 수 있다.

열과 땀이 갑작스럽게 날 때

복식호흡

호흡은 음식물 섭취와 똑같이 중요한 요소다. 호흡으로 들어오는 산소를 천기天氣라 하고 음식을 통해 들어오는 영양분을 지기地氣라 하는데, 천기와 지기가 결합이 되었을 때 우리 몸에 필요한 기혈이 만들어진다. 즉 좋은 천기와 지기가 결합해 만들어진 질 좋은 기혈이 뇌와 오장육부에 공급되면 건강해지는 것이다. 좋은 음식을 섭취하는 것 못지않게 호흡을 잘하는 것도 매우 중요하다.

갑자기 열이 확 올라오거나 땀이 줄줄 흐를 때, 특히 수면 중 갑자기 증상이 나타나 잠을 잘 수 없을 때 온몸에 힘을 빼고 복식호흡을 해보자. 복식호흡은 말 그대로 배로 호흡을 하는 방법이다. 갓난아이가 숨을 쉬는 것처럼 숨을

들이쉴 때마다 배가 울룩불룩 올라오게 호흡한다. 어렸을 때는 숨이 뱃속까지 깊게 오르내리지만 보통 나이가 들고 흉식호흡으로 바뀌게 되면 깊게 숨을 내려보내는 방법을 잊어버린다.

아랫배까지 숨을 가득 들이켜 보자. 흉식호흡보다 많은 양의 산소가 흡입되고 이산화탄소가 배출되어 혈액에 산소가 풍부해진다. 산소가 풍부한 혈액이 뇌에 공급되면 당연히 심장에 부하가 덜 걸리게 된다. 이로써 자율신경을 통제하기 쉬워지므로 열감을 조절하기도 수월해진다. 특히 잠자리에 누웠을 때 열이나 땀, 가슴 두근거림으로 잠을 이루기 힘들다면 응급처치로 복식호흡이 도움이 된다. 누운 상태에서 천천히 호흡을 하면서 뇌에 산소 공급을 원활하게 해주자. 이때 속으로 '감사합니다'를 되뇌이면 몸을 이완시켜주는 효과가 한층 커진다.

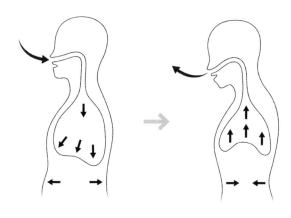

복식호흡법

① 편안한 자세에서 몸의 힘을 뺀다.

② 코로 천천히 깊게 숨을 들이마시면서 아랫배를 불룩 내민
   다. 이때 어깨와 가슴이 따라 올라가지 않도록 상체의 긴장
   을 푼다.

③ 배에 숨을 가득 채운 상태에서 잠시 멈춘 후, 천천히 배가
   쑥 꺼질 정도로 숨을 내쉰다.

생리 주기에 맞춰
머리가 아파요

어지럼증 / 두통

"자주 어지럽고 멍해져요. 순간적으로 블랙홀에 빨려 들어가는 느낌이라고 할까요? 1년 전부터는 증상이 더 심해져 응급실도 두 번이나 다녀왔어요. 요즘은 이명까지 생기고… 내 몸이 이렇게 약했나 우울해요."

- 아침에 일어나거나 밤에 자려고 누우면 어지럽다.
- 식사 후 상열감이 생기면서 어지럽다.
- 무엇에 집중하려고 하면 어지럽다.
- 버스나 지하철 같은 좁은 공간에 있을 때 어지럽다.

- 두통과 함께 열감과 식은땀이 느껴진다.
- 폐경 후에도 예전 생리 주기에 맞춰 두통이 생긴다.

갱년기 어지러움과 두통의 원인은 담음증痰飮證, 즉 수분대사 장애에 있다. 쉽게 말해 몸에 노폐물이 많이 쌓여 몸속을 순환하는 진액이 탁해진 것이다. 위장을 중심으로 일어나기 때문에 담음증이 있으면 대부분 평소 소화가 잘 안되거나 메슥거리는 증상이 있다. 갱년기가 되어 자율신경계가 불균형해지면 위 기능 또한 저하되는데, 평소 식습관에 문제가 있는 경우 담음증에 잘 걸린다. 위장의 경락이 머리로 연결되기 때문에 자연히 어지럼증과 두통이 나타난다. 갱년기 때 처음 증상이 나타나는 경우도 있지만, 대부분 생리 전후 두통이나 어지럼증을 느끼던 여성에게서 많이 나타난다. 폐경 후에도 기존 생리 주기에 맞춰 강한 증상을 호소하기도 한다. 그래서 갱년기 두통이나 어지럼증으로 찾아오는 분들을 보면 10~15년 정도 지속된 경우가 많다.

어지럼증과 구토로 응급실을 두 번이나 다녀왔다는 49세 환자는 30대 초반에 출산한 후 지금까지 지속적으로 다이어트를 하고 있었다. 그로 인해 위 기능이 많이 약해져 위염이 반복됐다. 소화력이 극도로 떨어져 체력이 저하된 상태에서 폐경이 되었고, 갱년기 증상으로 인해 위 기능이 더 취약해진 경우다. 담음증을 해결하기 위해서는 위 기능부터 끌어올려야 한다. 가장 중요한 원칙은 식사 습관을 바로잡는 것이다.

첫째, 하루 세끼 정해진 시간에 정해진 양을 소식한다.
둘째, 밀가루 음식을 3~6개월간 먹지 않는다.
셋째, 생과일과 생채소를 먹지 않는다.
넷째, 식사 사이 간식 섭취를 제한하고 공복을 유지한다.

담음증으로 어지럼증이나 두통, 피로가 심한 갱년기 환자에게 꼭 해주는 말이 있다.

"밀가루 음식이 지금의 몸을 만들었습니다."

담음증에 잘 걸리는 사람 대부분은 밀가루에 대한 민감도가 높다. 즉, 밀가루를 먹으면 탈이 잘 나고 몸의 진액이 쉽게 탁해지는 체질이다. 최대한 자제하는 것이 좋다. 지나친 과일 섭취 역시 담음증의 주요 원인이다. 과일은 생것이다. 성질이 차기 때문에 위에서 수분 정체를 일으킬 수 있다. 담음증 치료 중에는 생과일과 생채소를 절대 먹지 말아야 한다. 채소는 꼭 익혀서 먹는다.

아무리 한의원에서 좋은 한약과 침 치료를 받아도 식사 조절을 하는 사람과 안 하는 사람의 치료 효과는 천지 차이다. 당장 좋아하는 음식을 먹지 못한다고 너무 절망할 것은 없다. 3~6개월 정도 엄격하게 식단 조절을 하고 나면 가끔 한 번씩 먹는 과일이나 밀가루 음식은 소화할 수 있을 정도로 몸이 회복된다.

두통과 어지럼증을 가라앉히는

뒷목 마사지 & 머리 지압

실제 두통이나 어지러움, 피로감이 심할 때 뒷목이나 어깨 근육을 만져보면 딱딱하게 굳어 있다. 흔히 돌덩이 같다고 하는 상태다. 특히 머리 아래쪽 승모근이 긴장하면 어혈이 뭉쳐서 뇌의 혈액순환에 문제가 생기고, 그로 인해 뇌에 충분한 산소 공급이 되지 않으면 두통이나 어지러움이 심해진다. 이럴 때 목 주변의 근육과 머리 아래에서 어깨로 연결된 승모근을 풀어주면 증상이 제법 가라앉는다. 지금 당장 증상이 없더라도 평소 수시로 목과 어깨를 풀어주는 것이 좋다.

모든 마사지는 너무 세지 않게 하는 것이 좋고, 유독 아프게 느껴지는 부위가 있다면 그곳을 집중적으로 풀어준다. 목과 어깨의 뭉친 부위를 풀어준 후 태양혈, 찬죽혈, 백회혈, 풍지혈 등 머리에 있는 중요 경혈들을 함께 지압하면 효과를 높일 수 있다. 모두 머리를 맑게 하고 두통이나 피로, 어지럼증, 어깨 결림 등을 완화하는 혈자리다.

경혈의 위치는 사람마다 조금씩 다르고 크기도 제각각이다. 다음의 그림을 참고해 혈자리와 그 주변을 눌러보면서 아프거나 편안한 느낌을 주는 곳이 있는지 찾아본다. 찾았다면 너무 세지 않게, 부드럽게 꾹꾹 눌러가며 자극한다.

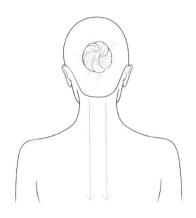

경추에서 흉추 7번까지 양측으로 2.5cm 정도 되는 곳을 양측 엄지를 이용해서 지긋이 눌러준다. 손이 닿지 않는 곳은 폼롤러나 마사지볼을 이용한다. 마사지 전후로 뜨거운 물수건이나 핫팩으로 15~20분 정도 찜질을 하면 혈액순환이 원활해져 더욱 효과적이다.

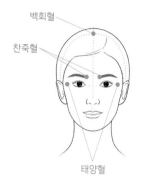

백회혈
찬죽혈
태양혈

손가락으로 혈자리를 지그시 누르거나 10초 정도 원을 그리듯 마사지한다.

태양혈
양쪽 눈과 귀 사이 움푹하게 들어간 곳.

찬죽혈
좌우 눈썹의 앞머리.

백회혈
코부터 정수리 한가운데를 연결한 선과 양쪽 귀에서 올라온 연결선이 만나는 지점.

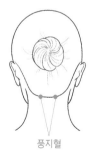

풍지혈

풍지혈
뒤통수 아래 툭 튀어나온 뼈 옆으로 움푹 파인 곳. 양쪽 엄지손가락으로 혈자리를 누르고 다른 손가락으로 머리를 감싸 쥔 후 힘을 주어 4~5회 누른다.

밤만 되면 가려워서
잠을 잘 수가 없어요

피부 건조 / 가려움증

"얼굴은 심하게 당기고 온몸이 건조해서 견딜 수가 없어요. 밤이 되면 더 가려워서 긁느라 잠을 못 잘 정도예요. 자꾸 여기저기 긁적이는 모습도, 각질이 일어난 피부도 보기 안 좋아서 더 신경 쓰여요. 좋다는 화장품은 다 바르는데 왜 이런 걸까요?"

- 얼굴이 심하게 당겨서 웃는 것도 힘들다.
- 몸에 각질이 일어난다.
- 밤이 되면 가려운 증상이 심해진다.

- 긁은 부위가 검게 착색된다.
- 팔목이나 팔꿈치, 배 부분의 피부가 아토피처럼 바싹 말랐다.

갱년기에 피부 건조증이 심해지면 이 환자처럼 좋은 화장품을 바르거나 피부 관리를 해야 한다고 생각하는 경우가 많다. 나이 들어 피부가 건조해지는 것은 당연하다고 생각해 어느 정도는 그냥 넘어가고, 심해진다 싶으면 보습력이 높은 오일이나 크림을 듬뿍 바른다. 그러나 좋다는 것은 다 찾아 발라도 증상은 딱히 나아지지 않는다. 심해지면 울긋불긋 발진이 올라오기도 하고 아토피처럼 피부가 바싹 말라 딱지가 생기기도 한다. 결국 피부과를 찾아 연고를 처방 받고 발라보지만 잠시 좋아질 뿐 증상은 더 심해진다.

나이가 들면서 피부가 건조해진 것이라기엔 정도가 심하다. 40대 중반 이후 시작된 피부 문제는 갱년기 증상으로 보아야 한다. 한창 사춘기 때 생리를 시작하면 얼굴이나 몸에 피지 분비가 활발해져 여드름이 생긴다. 임신을 해서도 마찬가지다. 호르몬 변화로 인해 피부 가려움이 생기거나 발진이 돋기도 한다. 여성호르몬이 줄어드는 갱년기 때도 마찬가지다.

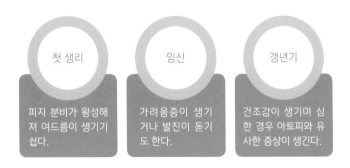

첫 생리
피지 분비가 왕성해 져 여드름이 생기기 쉽다.

임신
가려움증이 생기 거나 발진이 돋기 도 한다.

갱년기
건조감이 생기며 심 한 경우 아토피와 유 사한 증상이 생긴다.

호르몬 변화에 따른 피부 반응

· · ·

갱년기가 되면 자율신경계의 균형이 깨지며 체온 조절에 문제가 생긴다. 대표적인 증상이 열감이다. 열감이 생기면서 땀이 나거나 피부 혈행에 문제가 발생하고, 평소 피부 장벽이 약했던 사람들에게 가려움증이나 발진을 일으킨다. 진액이 부족할수록 밤에 증상이 더 심해지기 때문에 잠을 이루기가 힘들어진다. 피부 문제가 갱년기 불면증으로 이어지는 것이다. 피부 문제로 고생하는 갱년기 환자는 다음과 같은 상태에 있다.

• 위로 열이 오르고 손발과 하체는 차가운 상열하한上熱

下寒 상태다.

- 울혈로 순환이 정체되어 노폐물 배출이 원활하지 않다.
- 소화 장애가 있거나 장 기능이 좋지 않다.
- 스트레스에 취약하다.

자연에서 뜨거운 기운은 위로 올라가고 차가운 기운은 아래로 내려가게 되어 있다. 그래서 우리 몸 또한 머리는 시원하고 발은 따뜻한 두한족열頭寒足熱 상태를 건강하다고 본다. 상열하한은 두한족열의 반대 상태다. 상체가 시원하고 하체가 따뜻해야 순환이 잘 일어나는데, 반대로 상체에 열이 몰리고 하체가 차가워 순환이 잘 되지 않는 것이다. 갱년기 안면홍조가 대표적인 상열하한 증상이다.

피부는 몸의 가장 표면에 있는 기관으로 열이 오를 때가장 많은 영향을 받는 곳이다. 열은 진액을 마르게 하고 피부 장벽을 약하게 해 면역력을 떨어트린다. 울체된 열로 인해 울혈이 생기면 피부밑의 혈액순환이 안 되어 노폐물 이동이 어려워지고, 피부 밖으로 뿜어내기 위해 가려움이나 발진 등의 증상이 나타난다. 피부 트러블을 가라앉히기 위해서는 이런 문제를 해결해야 하므로 앞의 환자에게도 두 가지를 더 지켜달라고 당부했다.

첫째, 복부 핫팩이나 반신욕을 통해 위로 오르는 열을 하체 쪽으로 순환시킨다.

둘째, 알레르기를 일으키는 음식을 삼가고 독소 배출에 좋은 음식을 먹는다.

상열하한증의 치료를 위해서는 '수승화강水昇火降'법이 필요하다. 차가운 기운은 올려주고 뜨거운 기운은 내려준다는 뜻이다. 보약의 대명사로 불리는 공진단도 수승화강 효능이 있는 처방이다. 집에서 할 수 있는 가장 좋은 수승화강법이 반신욕이다. 배꼽 아래는 따뜻하게, 가슴 위쪽은 시원하게 해주는 목욕법으로 그야말로 상열하한증에 딱 맞는 건강 관리법이라 할 수 있다. 집에 욕조가 없다면 복부에 따뜻한 팩을 하거나 족욕 정도만 해도 많이 호전된다. 식생활에도 좀 더 주의를 기울여야 한다. 피부 트러블이 있는 경우는 알레르기를 일으킬 수 있는 돼지고기나 닭고기를 삼가는 것이 좋다. 피부 트러블은 장 기능과 관계가 많으므로 섬유질이 풍부한 식품과 해독을 돕는 식품을 챙겨 먹는 것도 도움이 된다. 장의 기능이 좋아져 노폐물이 원활하게 배설되면 피부 쪽으로 발진이나 두드러기가 올라오는 일이 줄어든다.

피부로 직접 유효 성분을 흡수하는

▼

약물 세안과 목욕

건조증이 심하면 보습에 도움이 되는 쌀뜨물이나 한약물 탕욕이 도움이 된다. 피부로 직접 유효 성분을 흡수하기 때문에 빠른 효과를 얻을 수 있다.

쌀뜨물은 염증을 가라앉히고 보습에 효과적일 뿐 아니라 미백과 노화 방지에도 효과가 있어 갱년기 여성에게 최고의 피부 보약이라고 할 수 있다. 욕조에 따뜻한 물을 받은 후 쌀뜨물을 섞어 전신을 담그고 있거나 세안 시 마지막에 쌀뜨물로 헹군다.

약쑥(애엽)과 상백피 삶은 물을 사용해도 좋다. 약쑥은 성질이 따뜻하고 항균과 보습 효과가 매우 뛰어나다. 상백피는 항알레르기 효과가 있어 갱년기 면역력 저하로 나타나는 피부 트러블을 다스릴 뿐 아니라 미백, 보습에도 뛰어나다.

피부 트러블로 고생하고 있지 않더라도 예방 차원에서 실천해 보기를 추천한다. 실제로 환자들에게 비싼 화장품보다 좋다는 말을 많이 듣는다.

쌀뜨물 세안법

① 2~3번째 쌀뜨물을 사용한다.

② 얼굴을 세안제로 씻고 쌀뜨물로 여러 번 헹군 후 마지막에 미지근한 물로 헹군다. 주 2~3회 실시하며 쌀뜨물을 희석해서 사용할 경우는 매일 해도 상관없다.

TIP 쌀의 잔여물이 땀구멍을 막아 오히려 피부 트러블을 유발할 수 있으므로 충분히 헹군다.

쌀뜨물 목욕법

① 쌀을 한 번 씻은 후 그대로 30분 이상 불려 믹서에 간다. 체에 5회 정도 내린 물을 사용한다.

② 욕조에 따뜻한 물을 받고 쌀뜨물을 섞어 15분가량 몸 전체를 담근다. 주 2~3회 실시한다.

TIP 물의 온도는 37~39℃ 정도로 편안하게 느껴지는 온도가 좋다.

③ 샤워기로 가볍게 헹군 후 보습제를 충분히 바른다.

한약물 세안법

① 물 3L에 약쑥 120g, 상백피 60g을 넣고 끓인다. 물이 1/2로 줄어들 때까지 달인다.

② 얼굴을 세안제로 씻는다. 얼굴에 한약물을 튕기듯 바르고 약용 성분이 충분히 흡수될 수 있도록 두드린 후 미지근한 물로 가볍게 헹군다. 매일 해도 무방하며 최소 주 2~3회 실시한다.

한약물 목욕법

① 물 3L에 약쑥 120g, 상백피 60g을 넣고 끓인다. 물이 1/2로 줄어들 때까지 달인다.

② 욕조에 따뜻한 물을 받고 한약물 1L를 섞어 10~20분간 몸 전체를 담근다. 주 2~3회 실시한다.
TIP 몸을 담그는 시간이 20분을 넘지 않도록 주의한다.

③ 샤워기로 가볍게 헹군 후 보습제를 충분히 바른다.

겨우 잠들어도
두 시간 만에 눈이 떠져요

불면증

"젊을 때는 머리만 대면 잤는데 지금은 자는 게 이렇게 힘
든 일인가 싶어요. 겨우 잠이 들어도 1~2시간 만에 깨서 말
똥말똥 해지고요. 요즘은 푹 자는 게 소원일 정도예요."

- 잠자리에 들면 30분 이내로 잠들지 못한다.
- 잠은 쉽게 드는데 2~3시간이 안 돼서 깨고, 다시 잠
  들지 못한다.
- 자는 동안 자주 깬다.
- 너무 이른 새벽에 깨서 더 이상 잠이 오지 않는다.

갱년기가 되면 참으로 다양한 증상이 불쑥불쑥 나타나 삶을 흩트린다. 특히 불면은 그간 쌓아왔던 모든 의지와 인내를 무너뜨리기에 충분하다. 평소 수면에 문제가 없었던 사람은 갱년기에 찾아온 불면증을 더 견디지 못한다. 어떤 환자는 잘 자고 있는 남편이 얄미워 꼬집었다는 얘기를 할 정도다.

누우면 온몸이 불편해서 잠들지 못한다는 분이 있었다. 겨우 잠이 들어도 가슴 위로 뭔가 지나가는 느낌이 들어 잠에서 깬다고 했다. 평소 신경 쓰이는 일이 있으면 음식이 넘어가지 않아 그냥 굶을 정도로 예민한 성격이었다. 치료를 받으러 왔으면서도 자신의 불면증이 나을 것이라는 기대는 크게 하지 않는다고 했다. 그만큼 오랫동안 불면증으로 고통을 받아 심신이 쇠약해진 상태였다. 불면증으로 찾아오는 환자를 보면 대부분 평소 예민한 성격을 가졌거나 사소한 것도 신경 쓰고 걱정이 많은 분들이 많다.

폐경으로 인해 에스트로겐의 분비가 줄면 뇌에서 세로토닌이라는 호르몬 분비도 감소하게 되는데, 세로토닌은 숙면을 돕는 중요한 호르몬이기 때문에 갱년기 여성에게 불면증이 흔히 나타난다. 혈허血虛(체내 혈이 부족한 상태)한 상태에서 심장에 열이 쌓이는 것도 원인이다. 이런 상태가 되면 자율신경계에서 주로 교감신경이 항진돼 심장이 두근거리고, 긴장된 뇌파가 안정파로 바뀌지 않는다. 반대로 우울증은 부교감신경 항진으로 증상이 나타난다. 아이러니한 것은 심한 부교감신경 항진은 교감신경 항진과 같은 증상을 나타낸다는 것이다. 우울증이 불면증으로 이어지는 이유이다.

·　·　·

갱년기 불면증은 호르몬 치료로 큰 효과를 기대하기 어렵다. 그래서 대부분의 환자들이 신경정신과에서 수면제를 처방받아 복용하다가 나를 찾아온다. 불면증 해결을 위해서는 허열을 가라앉히고 뇌파를 편안하게 안정시켜야 한다. 이를 위해 집에서 따라 할 수 있는 인지행동요법을 소개한다.

첫째, 안 자도 된다고 생각한다.

불면은 뇌파와 직결된 증상이기 때문에 마음을 어떻게 먹느냐가 중요하다. 대부분의 불면증 환자들은 해 질 녘부터 '오늘도 못 자면 어쩌지'라는 걱정을 시작한다. 이 불안감이 뇌를 긴장시켜 불면을 더 심하게 만든다. 불면증에 적극적으로 대처하는 방법은 불면에 집착하지 않는 것이다. 핵심은 생각의 전환이다. '오늘도 못 자면 어떡하지?'에서 '안 자도 상관없어. 쉬면 돼'라고 생각을 바꾼다. 우리는 하루 동안 지친 심신을 회복하기 위해 잠을 잔다. 그러나 생각을 하지 않는 상태로 쉴 수 있다면 수면 없이도 70%가량 충전할 수 있다. 잠에 매달릴수록 잠은 도망간다. 그저 쉰다는 생각으로 마음을 편히 갖는다.

둘째, 생각을 따라가지 말고 '힘 빼기'를 한다.

잠이 오지 않으면 이런저런 생각이 떠오르기 마련이다. 실은 생각이 떠올라서 잠이 오지 않는 것이다. 생각을 할수록 잠과는 멀어진다. 떠오르는 생각을 따라가지 않는 것이 중요하다. 일정한 시간에 잠자리에 누운 후 먼저 하루에 대한 감사로 '감사합니다'를 3회 정도 되뇐다. 그 후 머리끝부터 발끝까지 차례차례 의식적으로 전신의 힘을 뺀다. 이렇게 하다 보면 실제로 힘이 훅 빠지는 느낌이 든다. 어떤 생각이 들면 다른 생각으로 이어지지 않도록 바라보기만 하며 힘 빼기 동작을 반복한다.

셋째, 수면 시간과 상관없이 일정한 시간에 일어난다.

중간에 깨더라도 몇 시에 깼는지 전혀 관심을 갖지 말자. 매일 새벽 2시에 깨는 습관이 있다면 스스로 입력한 정보에 의해 또 눈이 떠지는 것이다. 잠을 못 잤더라도 일정한 시간에 일어나는 것이 중요하다. 일어나서 바로 샤워를 하고 몸을 움직인다. 많이 힘들면 오후 3시 이전에 10~20분 정도만 누워서 쉰다. 그러나 되도록 수면 시간 이외에는 눕지 않는 것이 원칙이다. 수면 리듬을 잡는 것이 처음에는 힘들지만 불면증 치료를 위해 가장 중요한 요소라는 사실을 기억하자.

넷째, 햇볕이 있을 때 밖에서 걷는다.

불면은 생활 습관이 매우 중요하다. 가장 추천하는 것은 낮 시간에 햇볕을 받으며 걷기 운동을 하는 것이다. 햇볕을 받으면 숙면을 돕는 호르몬인 세로토닌의 분비가 활성화된다. 또한 가벼운 운동은 몸과 마음의 긴장을 풀어주고 활동량을 높여 밤에 잠이 잘 오도록 도와준다. 밤 8시 이후 과격한 운동을 하면 뇌가 각성되어 잠이 더 오지 않으므로 저녁 식사 이후에는 가벼운 산책 정도가 적당하다.

다섯째, 복식 호흡을 한다.

앞서 열감과 땀에 도움을 준다고 소개한 복식호흡(115쪽)은 몸과 마음을 이완하고 뇌에 산소 공급을 원활하게 해 수면을 유도한다.

특별한 이유 없이 3일 이상 불면이 지속되면 반드시 치료를 시작해야 한다. 불면증은 오래 방치할수록 치료에도 시간이 걸린다. 뇌가 불면을 기억하기 전에 치료를 시작하는 것이 중요하다.

뇌파를 가라앉혀 숙면을 유도하는

쑥뜸

　　좀 더 적극적으로 숙면을 유도하는 방법으로 뜸 만한 것이 없다. 요즘은 한방 의료 용품이 잘 나와있어서 혼자 뜸을 뜨는 데 별다른 어려움이 없다.

　　뜸은 경락의 작용을 활성화해 기혈의 순환을 돕는다. 갱년기가 되면 순환이 잘 안 되어 열이 한곳에 몰려 울체가 되거나 위쪽으로 몰려 자율신경계 균형이 깨진다. 이럴 때 뜸을 뜨면 흐트러진 기운의 흐름이 바로잡히면서 숙면에 큰 도움이 된다. 특히 복부에 있는 중요 혈자리에 뜸을 뜨면 말초 혈관이 확장되면서 부교감신경이 활성화되고 긴장이 풀려 항진된 뇌파가 안정된다.

숙면에 효과적인 혈자리로는 배꼽 위쪽의 중완혈과 아래쪽의 기해혈을 꼽을 수 있다. 이 둘은 몸의 정면 중앙을 흐르는 임맥 순환에서 가장 중요한 혈자리로 중완혈은 소화기 질환과 신경 쇠약에 효과가 있고, 기해혈은 기의 흐름을 조절해 자율신경을 안정화하는 데 도움이 된다.

갱년기 여성에게는 특히 면역 기능 활성화와 항염에 효과가 있는 쑥뜸을 추천한다. 뜸은 직접 비벼서 신체 부위에 올려놓고 불을 붙이는 '직접구'와 매개물을 피부 위에 올려놓고 그 위에 뜨는 '간접구'가 있다. 집에서 하기에는 간접구인 '왕뜸'과 '돌뜸'이 좋다. 왕뜸은 대나무통이나 구판에 뜸을 올려서 25~30분 정도 직접 뜸을 뜨는 방식으로 조금 불편하지만 효과가 좋은 편이고, 돌뜸은 전기를 이용하기 때문에 긴 시간 일정한 온도가 유지된다는 장점이 있다. 뜸은 인터넷 쇼핑몰에서 쉽게 구입할 수 있다. 하루 1~2회 꾸준히 뜸을 뜨는 것이 가장 좋지만 여건이 안 된다면 저녁 식사 2시간 후 뜸을 뜬다. 뜸을 뜨기 전 따뜻한 물로 샤워를 하면 몸에 긴장이 풀어져 더 효과적이다.

편안히 누워 중완혈과 기해혈에 30분 정도 뜸을 올려둔다. 뜸을 마친 후 바로 잠자리에 들어도 좋다. 뜸은 화상 위험이 있으니 항시 주의한다.

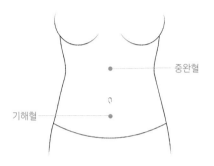

중완혈
배꼽과 명치의 중간 지점

기해혈
배꼽 아래 2~3cm 지점

남편이
죽도록 미워요

불안 / 우울 / 무기력 / 화

"요즘 자꾸 옛날 일이 떠오르면서 화가 나고 별것 아닌 일에도 짜증이 나요. 식욕도 떨어지고 아무것도 하기 싫어요. 가족들이 힘들어하는 건 알고 있지만 어쩔 수가 없어요. 도무지 힘이 안 나요."

- 과거 기억이 되살아나면서 억울하고 분하다.
- 내가 바보 같고 어리석게 느껴진다.
- 모든 게 불만족스럽고 자신감이 없다.
- 이유 없이 짜증이 난다.

- 사람을 만나는 것이 싫고 외출도 싫다.
- 눈물이 자주 난다.
- 온몸에 힘이 다 빠져나간 것 같다.

갱년기 환자들 중에는 표정이 없는 사람이 많다. 우울감이 심해지면 외부의 자극에 무감각해지기 때문이다. 호르몬 감소로 인해 자율신경계 균형이 깨지면 교감신경과 부교감신경이 들쑥날쑥 치솟는다. 어느 정도의 정서 변화는 당연할 수 있다. 그런데 부교감신경이 항진되면 우울 모드가 작동하게 된다. 갱년기 우울증의 가장 큰 문제는 환자 자신뿐 아니라 가족과 주위 사람들까지 모두 힘들게 한다는 데 있다. 가끔 남편이나 자식들이 갱년기 엄마와 함께 찾아오는 경우가 있다. 너무 힘들어하는 엄마를 보며 병원을 찾아왔다고 한다. 사실 가족들이 더 힘들다는 말을 하고 싶었을지도 모른다. 이처럼 갱년기 우울증은 함께 생활하며 살아가는 내 가족, 내 동료의 문제이기도 하다.

아내 : "제가 남편을 죄인으로 만들고 있어요. 알지만 화가 계속 나요"
남편 : "힘든 건 알겠는데, 왜 그렇게 극단적으로 표현

하는지 모르겠어요."

갱년기 부부의 힘든 상황이 그대로 담긴 대화다. 아내는 남편에게 과거의 일을 꺼내어 분노를 표출하고 남편은 당황한다. 아내가 어느 날 갑자기 다 지난 일을 꺼내 자신을 심한 말로 비난하면 받아들이기 힘들다. 그래서 더 심한 표현으로 돌려준다. 아내가 갱년기가 되면 부부싸움이 부쩍 심해지는 이유다. 아내가 갱년기 우울증을 겪고 있다면 남편의 태도가 매우 중요하다. 아내의 감정에 맞서지 말고 "당신은 그렇구나~" 하면서 공감하고 위로해야 한다.

아내 : "그때 그래서 힘들었어."
남편 : "그래서 당신이 힘들었구나."

이런 식으로 아내의 감정을 다시 한번 복창하며 감정에 동조해 주는 것만으로도 큰 도움이 된다.

갱년기 감정 문제로 찾아오는 환자들에게 꼭 해주는 말이 있다. 과거에 대한 억울함이나 분노가 떠오르거나 미래에 대한 불안감이 생기면 이렇게 생각해보라고. '순간만 산다는 마음으로 눈앞에 놓인 일과 사람에게만 충실하자!' 가장 소중한 사람이 자기 자신임을 알고 좀 더 자신을 사랑하는 법을 익힐 필요가 있다. 그동안 가족들에게 모든 초점이 맞춰져 있었다면 이제는 자기 자신이 뭘 원하는지 뭘 하고 싶은지 뭘 먹고 싶은지에 관심을 가지고 스스로를 충족시키려는 노력을 해보자.

결국 몸이 튼튼해야 마음도 튼튼해진다. 갱년기에 불안과 우울함을 많이 느끼는 여성들을 보면 대부분 체력이 극도로 떨어져 있는 경우가 많다. 갱년기 식사법을 잘 지키고 운동도 하면서 자신의 몸에 아낌없이 투자하자.

갑자기 화가 치솟을 때

혈자리 지압

　불안하고 우울하거나 갑자기 화가 치솟는 등 감정이 불안정할 때는 경혈을 지압하는 것이 도움이 된다. 기혈이 흐르는 길을 '경락'이라고 하는데, 이 경락의 흐름이 정체되면 몸의 순환과 균형이 깨진다. 경혈은 이러한 경락 위에 있는 특정 지점으로, 경혈을 자극하면 심장의 열이 풀어지고 혈액순환이 원활해지는 효과를 볼 수 있다. 경혈은 손가락으로 눌러 풀거나 손바닥으로 마사지를 하듯 문질러 준다.

　감정 조절에 도움이 되는 혈자리는 주로 손발과 가슴 부위에 있다. 손등에 있는 합곡혈과 발등에 있는 태충혈을 합해 사관혈이라고 하는데, 인체 기혈 순환의 관문이라는 뜻으로 이곳을 자극하면 소화와 혈액 순환이 원활해진다.

가슴 부위에 있는 전중혈은 횡경막 위의 기가 모이는 곳으로 심장을 지키는 혈자리다. 스트레스가 많은 사람은 이곳에 기운이 울체되어 있어서 누르면 매우 아프다. 혈자리를 눌렀을 때 통증이 느껴진다면 그 부위에 기운이 뭉쳐 있다는 표시다. 부드럽게 누르거나 문질러서 뭉친 기운을 풀어주어야 한다. 반복해서 풀어주면 더 이상 아프지 않다.

　　안쪽 복숭아뼈 근처에 있는 삼음교혈은 소화, 신경 쇠약과 연관된 혈자리다. 비뇨생식기 증상과도 관계가 있기 때문에 갱년기 장애로 인한 다른 증상에도 도움을 준다.

　　이외에 남편과 함께 오는 환자들에게 꼭 알려주는 등 마사지가 있다. 목 아래부터 꼬리뼈까지 척추에서 양쪽으로 2.5~3cm 정도 떨어진 부위는 비뇨생식계와 연관된 경락이 흐르는 길이다. 또한 정신신경계를 안정시키는 혈자리들이 모여 있어 이 부위를 따뜻하게 마사지하면 마음이 편안해진다. 등은 혼자서 만질 수 없는 부위이므로 잠자리에 들기 전 남편이 아내에게 해줬으면 한다.

혈자리 주위를 눌러보면서 아픈 곳이 있으면 그곳을 중심으로 풀어준다. 손가락으로 가볍게 누르면서 천천히 돌리며 마사지 한다.

합곡혈

엄지손가락과 검지손가락의 뼈가 만나는 부분 바로 앞의 오목하게 들어간 곳.

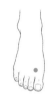

태충혈

엄지발가락과 검지발가락의 뼈가 만나는 부위 바로 앞의 오목하게 들어간 곳.

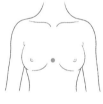

전중혈

양 유두 사이 가슴 정중앙.

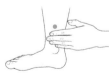

삼음교

안쪽 복숭아뼈의 가장 높은 곳에서 위쪽으로 손가락 네 개 너비 지점.

온몸 마디마디가
쑤셔요

근육통 / 골관절통

"손가락 마디마디가 아프면서 몸살에 걸린 것처럼 온몸이 쑤시고 심지어 살까지 아파요. 류머티즘은 아니라고 하는데 도대체 왜 이렇게 몸이 쑤신 걸까요?"

- 아침에 일어나면 온몸이 굳은 듯 뻣뻣하다.
- 어깨 통증이 심하다.
- 소염진통제를 먹어도 나아지지 않는다.
- 스치기만 해도 피부가 욱신거린다.
- 온몸에 근육통이 있고 마디마디가 아프다.

관절통은 갱년기에 흔하게 나타나는 증상이다. 골다공증이 원인인 경우도 있지만 대부분은 별문제 없이 관절통이 나타난다. 아침에 일어나면 주먹을 쥐는 것도 힘들 만큼 몸이 뻣뻣해지고 잠을 자면서도 통증이 있어 불면증을 악화시킨다. 문제는 갱년기에 찾아오는 이런 통증은 일반적인 관절통과는 다르기 때문에 찜질이나 마사지를 해도 쉽게 나아지지 않는다는 데 있다.

56세의 여성이 폐경 후 6년 동안 통증으로 고생하고 있다며 찾아왔다. 목, 어깨, 팔꿈치, 손가락 마디마디, 허리, 골반, 서혜부, 무릎까지 안 아픈 곳이 없다고 했다. 통증 때문에 밤에 잠을 못 잘 지경이었지만, 검사를 받아봐도 염증 수치만 약간 높을 뿐 다른 문제를 찾아낼 수 없었다. 이제는 하루 4~5회 진통제를 먹어도 통증이 사라지지 않는다며 괴로워했다. 관절통이나 근육통이 있는 갱년기 환자를 진맥해보면 위와 장 기능이 약한 경우가 많다. 대부분 20~30대부터 소화 장애가 있었기 때문에 몸에 좋은 영양소들이 제대로 흡수되지 못했고 이로 인해 관절이 약해진 경우다. 이런 상태로 갱년기를 맞게 되면 관절통과 근육통으로 고생하기 쉽다. 갱년기에는 위와 장 기능이 더욱 나빠지기 때문에 잘 체하고 가스가 차는 등 소화기 증상까지 더 심해진다.

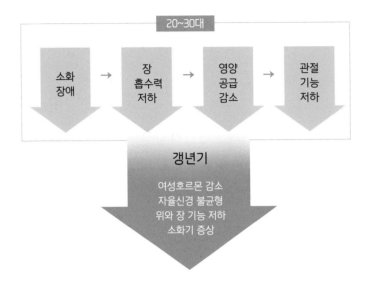

갱년기 골관절통의 원인

체열 검사를 해보면 좀 더 명확하게 알 수 있다. 이런 환자들은 혈류의 순환이 원활하지 않아 명치를 중심으로 흉부와 복부에 혈액이 몰려있고 사지 말단으로 혈액 공급이 잘 되지 않아 사진상 파랗게 보인다. 이런 상태에서는 말초혈액순환장애로 손가락을 비롯한 관절이 뻣뻣해지면서 통증이 오기 쉽다.

갱년기에 전신 관절통이 생기면 가장 먼저 위와 장의 기능을 활성화해 중심에 몰린 혈액 순환을 원활하게 하고 독소 배출이 잘 되도록 해야 한다. 이후 통증이 완화되면 본인의 체력에 맞는 운동을 시작해 골밀도를 유지하고 관절의 유연성을 확보한다. 관절이나 근육의 건강을 위해서는 근력을 키우는 것이 중요하다. 그러나 갱년기에는 체력이 많이 떨어진 상태이므로 처음부터 무리한 근력 운동을 하는 것은 권하지 않는다. 우선 스트레칭부터 시작하자. 근력만큼 중요한 것이 유연성이다. 몸이 굳지 않도록 머리부터 발끝까지 하루 20~30분씩 스트레칭을 해주면 관절통과 근육통 완화에 도움이 된다. 잠자기 전 스트레칭은 몸을 이완시켜 불면증에도 도움이 된다.

혈액순환을 촉진하는

냉온욕

몸이 마디마디 쑤시거나 근육통이 생기면 제일 먼저 떠오르는 것이 목욕이다. 따뜻한 물에 몸을 푹 담그고 있으면 뭉쳤던 근육도 풀리고 관절통도 누그러진다. 온욕은 혈액 순환을 도와 노폐물의 배출을 원활하게 하고 순환을 촉진해 면역력을 향상시키는 효과가 있다. 신진대사를 활성화시켜 신경과 근육의 피로도 풀어준다.

갱년기 관절통과 근육통에는 일반적인 온욕보다 냉온욕을 권한다. 냉온욕은 말 그대로 냉욕과 온욕을 번갈아 하는 목욕이다. 냉탕에서는 혈관이 수축되고 온탕에서는 이완된다. 냉온욕은 혈관의 수축과 이완을 최대치로 만들어, 혈액순환을 강화하고 노폐물 이동을 빠르게 도와주므로 일반적인 온욕보다 훨씬 효과가 좋다. 단, 감기에 걸렸거나 체력이 너무 약한 경우에는 권하지 않는다. 평소 냉욕을 하지 못하는 사람이라면 온욕과 냉욕을 번갈아 하는 대신 온욕과 미지근한 물 샤워를 반복한다. 또 저녁 9시 이후, 과식을 한 후에는 목욕을 하지 않는 것이 좋다. 탕욕을 하면 신진대사가 활발해지면서 과격한 운동을 한 것과 마찬가지로 잠이 잘 오지 않는다. 목욕 후에는 땀구멍이 열려 있으므로 찬바람을 맞지 않도록 주의하고 미지근한 물을 마셔 수분을 보충한다.

냉온욕 하는 법

① 미지근한 물로 샤워를 한다.

② 온탕(37~39℃)에 2분간 몸을 담근다.

③ 온탕에서 나와 정상 체온으로 회복될 때까지 1~2분 정도 걷는다.

④ 냉탕(20℃ 전후)에 2분간 몸을 담근다.

⑤ 냉탕에서 나와 1~2분 정도 걸으며 체온을 올린 후 다시 온탕에 들어간다.

⑥ 냉온욕은 냉탕에서 마무리한다.

TIP 집에서는 냉욕을 미지근한 물 샤워로 대체한다.

다리만 스쳐도
통증이 느껴져요

질 건조 / 질염 / 방광염

"40대 초반 시작된 질 건조 증상이 점점 심해져서 힘들어요. 부부관계는 물론이고 요즘은 걸을 때 다리만 스쳐도 통증이 느껴질 정도예요."

- 오래 앉아 있거나 걷기만 해도 아프다.
- 질염과 방광염이 자주 재발한다.
- 질 건조로 인해 부부관계가 불편하다.
- 치료를 받아도 증상이 나아지지 않는다.

갱년기 증상은 다양하지만 급격한 노화에 대한 불안감과 우울감을 불러오는 증상은 질 건조가 아닐까 싶다. 질 건조는 여성호르몬이 줄어든 40대부터 60대까지 일반적으로 많이 나타나는 증상 중 하나다. 많은 여성이 고통받고 있지만 쉽게 표현하지 못하고 힘들어한다.

여성호르몬이 감소하면 질과 요도의 상피 세포가 얇아지고 건조해지면서 탄력성과 유연성이 감소한다. 특히 외음부 주변에 혈류량이 줄어들면서 분비액이 줄어드는데, 이로 인해 건조증과 가려움증, 통증이 생긴다. 이는 부부관계 기피로 이어진다. 어느 날 한 남성이 상담을 요청해 왔다. 아내가 폐경 후 5년 정도 지났는데 부부관계를 자꾸 피해서 힘들다며 질 건조 증상도 치료가 가능하냐고 묻는 내용이었다. 40대 중반에 질 건조로 인해 남편과 각방을 쓴다는 부부도 있었다.

질 분비액이 줄어드는 것이 통증이나 부부관계로 인한 불편함만을 초래하는 것은 아니다. 질 분비액은 약산성을 띄고 있어 외부의 세균으로부터 우리 몸을 지켜주는 역할을 한다. 따라서 분비액이 줄어들면 감염의 위험이 높아져 방광염과 질염에도 쉽게 노출된다.

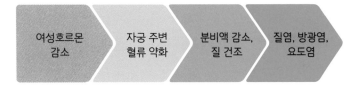

여성호르몬 감소 › 자궁 주변 혈류 약화 › 분비액 감소, 질 건조 › 질염, 방광염, 요도염

질 건조 증상은 통증으로 인한 불편함뿐 아니라 자신감 상실, 우울 등의 정신적인 고통으로 이어질 수 있으므로 가급적 빨리 치료를 받는 것이 좋다. 집에서는 자궁 주변 혈류량을 늘리는 다음의 몇 가지 방법을 시도해볼 수 있다.

- 한 자세로 오래 앉아 있으면 골반의 혈액순환이 나빠진다. 30분에 한 번씩은 일어나 걷거나 자세를 바꾼다.
- 항상 배를 따뜻하게 한다. 찜질이나 핫팩 등을 사용해도 좋다.
- 배변 후에는 물 세척이 좋다.
- 한방 좌욕과 식초 세정으로 증상을 완화한다.

질염과 방광염이 계속 재발할 때

한방 좌욕과 식초 세정

좌욕과 좌훈은 질 주변의 혈류를 증가시킨다. 좌욕은 따뜻한 물에 직접 외음부를 담그는 방법이고, 좌훈은 그 위에 앉아 수증기를 쐬는 치료법이다. 이때 한약물을 이용하면 면역력을 높이는 효과도 얻을 수 있다.

이용하는 약재는 애엽(약쑥)과 상백피, 사상자가 좋다. 애엽과 상백피는 앞서 피부 트러블에 세안과 목욕물로 소개했던 약재로, 둘 다 항균 효과가 높아 세균 감염 위험을 낮추고 염증을 치료하는 데 도움을 준다. 사상자 역시 항균 효과가 매우 뛰어난 약재로 피부 가려움증이나 습진에 효과가 있다. 특히 트리코모나스에 대한 살균력이 뛰어나서 질염이나 냉대하에 좋은 약재다.

증상이 심하지 않다면 애엽만 이용해도 충분하지만, 증상이 심한 경우 애엽과 상백피, 사상자를 2:1:1로 섞어 사용한다. 하루에 한 번씩 5~10분 정도 좌욕을 하면 염증 예방과 치료 효과를 얻을 수 있으며, 혈행을 원활하게 해 질 건조에 도움이 된다.

질에서 나오는 분비물은 약산성을 띄어서 외부의 균으로부터 우리 몸을 보호하는 역할을 한다. 염증이 잘 재발하는 사람은 평상시에 질 주변을 약산성으로 유지하는 게 중요하므로, 물에 식초를 5~6방울 타서 세정하면 좋다.

식초 세정법

① 흐르는 물로 외음부를 세정한다.

② 따뜻한 물에 식초 5~6방울을 떨어뜨려 좌욕을 하거나 헹굼물로 사용한다.

TIP 식초물로 헹군 후 맑은물로 헹구지 않아도 된다.

한방 좌욕법

① 물 3L에 약쑥 120g, 상백피 60g, 사상자 60g을 넣고 끓인다.
물이 1/3로 줄어들 때까지 달인다.

② 따뜻한 물에 약재 삶은 물을 섞는다.

③ 외음부가 완전히 잠기도록 5~10분 정도 앉아 있는다.
TIP **따뜻한 물을 조금씩 더해 온도를 유지한다.**

④ 물기가 남지 않도록 충분히 말린다.

한방 좌훈법

① 물 3L에 약쑥 120g, 상백피 60g, 사상자 60g을 넣고 끓인다.
물이 1/3로 줄어들 때까지 달인다.

② 대야에 약재를 팔팔 끓인 물을 붓고 물에 닿지 않도록 앉아
10분 정도 김을 쏘인다.
TIP **물이 식으면 따뜻한 물로 교체한다.**

다이어트를 해도
살이 안 빠져요

비만

"출산 이후 체중이 조금 늘긴 했지만 크게 달라지진 않았어요. 그런데 40대 중반에 들어서니 똑같이 먹어도 하루하루 체중이 느는 게 보이더라고요. 유독 뱃살이 많이 쪄서 몸이 무겁고 옷 입기가 불편해요. 살이 찌니까 자꾸 우울하고 자신감도 없어지고요."

- 40대 이후 부쩍 살이 쪘다.
- 다른 곳에 비해 유독 뱃살이 많다.
- 체중은 그대로인데 입던 바지가 맞지 않는다.

- 덜 먹어도 살이 빠지지 않는다.
- 운동을 하려고 해도 피로감이 심하다.
- 온갖 다이어트를 해도 효과가 없다.

지방층에서는 안드로겐이라는 호르몬을 에스트로겐으로 전환해 사용한다. 때문에 여성의 몸은 여성호르몬이 분비되지 않을 때를 대비해 복부나 팔뚝, 허벅지 등에 지방을 축적시킨다. 어찌 보면 40세 이후 조금씩 살이 붙는 것은 당연한 이치다. 그래서 갱년기에는 적정 체중보다 2~3kg 정도 더 나가는 것이 오히려 건강에 좋다. 저지방 저체중인 여성이 갱년기를 맞으면 훨씬 더 힘든 경우를 많이 보았다. 하지만 복부 비만이 심해지면 허리가 굵어지고 옷맵시가 나지 않아 자신감이 떨어진다. 무엇보다 복부 비만은 내장 지방 때문에 더 주의가 필요하다.

피하 지방은 피부밑에 쌓이는 반면, 내장 지방은 내장 사이에 낀 지방이다. 피하 지방만 있다면 미용상 문제가 될 뿐 건강에는 큰 영향을 미치지 않는다. 반면 내장 지방은 혈액으로 흡수되어 혈중 지질의 형태로 작용하게 되므로 당뇨, 고혈압, 고지혈증, 심장 질환 등을 유발한다. 문제는 갱년기가 되면 지방 분해력이 떨어져 내장 지방이 쉽게 쌓인다는 점이다. 체중이 정상이라고 내장 지방으로부터 안전한 것은 아니다. 체중은 정상이지만 근육량이 적고 지방량이 많은 경우를 '마른 비만'이라고 한다. 대부분 팔다리가 가늘고 배만 볼록한 모습을 하고 있다. 따라서 체중보다는 허리둘레로 판단하는 것이 더 정확하다. 여성의 경우 허리둘레가 85cm 이상이면 복부 비만이다. 키가 크고 몸무게가 적게 나가더라도 허리둘레가 85cm 이상이라면 내장 지방이 많은 상태이므로 관리가 필요하다.

53세의 여성이 갱년기 증상으로 찾아왔다. 줌바댄스를 주 5회 다닐 정도로 운동을 열심히 하는 데도 체중이 지속적으로 올라갔다. 가장 큰 문제는 역시 식습관이었다. 아침 겸 점심은 카페라테로 때우고, 저녁 식사는 불규칙했다. 과자와 밀가루 음식도 좋아했다. 하루 식사를 세 끼로 바꾸고 갱년기 식습관에 맞춰 밀가루 음식과 간식을 금지시켰다. 비만에 내장 지방까지 많은 상태여서 칼로리가 높은 과일 대신 브로콜리와 파프리카를 권했다. 운동은 평소대로 주 5회 줌바댄스를 지속했다. 식습관을 바로잡고 한약을 먹으면서 몸 상태가 조금씩 좋아졌다. 한 달이 지나자 키 163cm에 77.2kg였던 체중이 66.5kg까지 줄었고, 내장 지방 수치도 109.6에서 96.9로 떨어졌다. 열감과 땀 증상이 사라지고, 수면 상태도 좋아졌다. 그렇게 100일 동안 총 15kg 가까이 감량했다.

• • •

40대에 들어서면 호르몬 감소로 인해 지방 분해력이 떨어져 쉽게 살이 찐다. 여기에 담음증(119쪽)까지 생기면 급격하게 체중이 불어난다. 소위 '물만 마셔도 살이 찐다'는 표현이 있는데, 담음증이 있다면 가능한 일이다. 하수구가 막히면 물이 고여 썩는 것처럼 담음증으로 대사에 문제가 생기면 다음과 같은 증상들이 나타난다.

- 몸이 갑자기 붓는다.
- 관절이 삐걱거리고 아프다.
- 배변이 원활하지 않다.
- 몸이 젖은 솜처럼 무겁다.
- 앉았다가 서면 발바닥이 아프다.
- 걷기만 해도 숨이 찬다.

갱년기 다이어트는 규칙적인 식생활 패턴과 수면 시간을 확보해 자율신경의 균형을 맞추는 것에서 시작해야 한다. 20~30대처럼 다이어트를 해서는 몸만 축나고 달라지지 않는다. 골밀도에 신경을 써야 하기 때문에 무조건 적게 먹고 굶는 형태는 금물이다. 무조건 적게 먹고 운동만 하면 골관절의 퇴행이 빨리 와서 고생하거나 몸살처럼 늘 근육통을 달고 살게 된다.

갱년기 식사의 가장 중요한 원칙은 규칙적인 소식이다. 간혹 도저히 먹는 것은 포기할 수 없다며 대신 많이 움직이고 매일 운동하면 안 되냐고 묻는 환자들이 있다. 나의 대답은 단호하다. 안 된다. 규칙적인 소식은 '무조건' 지켜야 하는 필수 사항이다. 배부르다는 느낌이 들기 직전에 숟가락을 내려놓는다.

소식을 할수록 영양이 풍부한 음식을 먹는 것이 중요하다. 중년 여성들 중 밥맛이 없다는 이유로 혹은 다이어트를 한다는 이유로 빵, 떡, 고구마, 감자, 옥수수 등의 탄수화물 식품으로 끼니를 때우는 경우가 꽤 있다. 탄수화물 식품은 줄이고 단백질과 무기질, 비타민, 식이섬유 등이 풍부한 식품을 더 먹어야 한다. 특히 근육의 재료가 되는 단백질을 매 끼니 섭취한다. 노화로 근육량이 줄어드는 것도 체중이 늘어나는 원인 중 하나다.

간헐적 단식을 한다는 환자들의 이야기를 들으면 16시

간 동안 단식을 하고 점심때부터 8시간 동안 계속 무언가를 먹는 패턴이다. 이런 식의 간헐적 단식은 담음증을 유발하기 때문에 오히려 대사 기능이 떨어뜨려서 체중이 빠지지 않고 몸이 더 무거워진다.

가짜 식욕을 줄여주는

물 마시기

체중 감량을 위해서 또 한 가지 중요한 것이 물 마시기다. 수분이 부족하면 갈증을 배고픔으로 착각해 과식을 유발할 수 있다. 따라서 과식과 간식에 대한 욕구를 줄이고 싶다면 물을 충분히 마셔야 한다.

우리 몸의 독소는 소변과 대변을 통해 90% 이상 배출된다. 이때 큰 역할을 하는 것이 수분이다. 물을 충분히 마시면 근육 세포와 새로운 적혈구가 만들어져 독소를 배출하는 데 도움이 된다. 지방이 연소될 때도 수분이 필요하다. 단, 몸에 기운이 너무 없거나 비장의 기운이 약한 사람이 물을 많이 마시면 부종이 심해져서 되려 살이 빠지지 않으므로 자신의 몸 상태를 잘 살펴야 한다.

물은 마시는 시간대도 중요하다. 식사 1시간 전부터 식후 2시간 후까지는 가급적 마시지 않는다. 식사 때 국도 건더기 위주로만 먹는다. 식사 전후와 식사 중간에 수분 섭취량이 많으면 소화력을 떨어뜨릴 수 있다. 식사 2시간 이후가 되면 500ml 정도를 2~3번에 나눠 마신다. 일반적으로 하루에 2리터 정도의 물을 마시면 적당하다. 단, 부종이 심하다면 하루에 1~1.5L 정도만 마신다. 찬물은 몸의 대사 기능을 떨어뜨리므로 반드시 미지근하거나 따뜻한 물을 마신다.

맹물은 못 마시겠다며 음료수로 대체하는 사람들이 있다. 카페인 음료, 탄산 음료, 에너지 음료 등은 이뇨 작용을 촉진시켜 오히려 체내의 수분을 빼앗아간다. 수분을 보충하는 게 아니라 마신 양의 1.5~2배 정도의 수분을 소변으로 배출시킨다고 보면 된다. 그럴 땐 약효가 있는 차를 마시는 것도 좋은 방법이다. 물과 함께 약용 성분도 섭취할 수 있어 효과가 배가된다. 자신의 몸 상태에 맞는 차를 끓여 두고 물처럼 마신다.

팥 부종이 심한 사람

40대 이후 대사력이 떨어지면서 노폐물의 순환이 잘 안 되면 부종이 일어나기 쉽다. 부종이 반복되면 체중이 증가한다. 이런 경우 팥 삶은 물이 효과가 있다. 팥의 사포닌 성분이 이뇨를 도와주며 칼륨이 풍부하게 들어 있어 나트륨을 체외로 배출시켜 부기를 빼 준다. 팥 끓인 물은 지방간인 경우에도 효과가 있다.

황기 기운이 떨어진 사람

체력이 떨어지면 조금만 움직여도 피로감이 느껴지면서 당분이나 음식을 섭취하고 싶은 욕구가 생긴다. 이는 비만의 시작점이 될 수 있다. 황기는 기운을 보강하고 심장의 기운을 올려주며 이뇨 작용과 부종을 없애는 효과가 있다. 체력이 약하고 기운이 없는 여성의 다이어트에 많은 도움이 된다.

유근백피 소화가 잘 안되는 사람

소화 기능에 문제가 있는 사람은 아주 마르거나 살이 찌기 쉽다. 위 기능이 좋아야 음식을 제대로 소화 흡수해 혈액과 에너지로 만들고 노폐물이 잘 빠져나간다. 위 건강은 비만 예방의 첫걸음이다. 유근백피는 느릅나무 뿌리의 껍질로 이뇨 효과가 있으며 특히 위염에 좋다.

옥수수 수염 방광염에 잘 걸리는 사람

기초 체력이나 면역력이 떨어지면 방광염에 잘 걸리고 소변이 시원치 않다. 이로 인해 활동량이 줄어들기 쉽고, 칼로리 소모가 잘 되지 않아 살이 찐다. 옥수수 수염은 이뇨 효과가 있어 부종에 좋으며 혈압 조절과 당뇨에도 도움이 된다.

결명자 변비가 있고 아랫배가 더부룩한 사람

배출이 잘 안 되면 혈액이 탁해지고 몸에 노폐물이 쌓여 대사 기능이 떨어지며 이로 인해 비만이 되기 쉽다. 결명자는 간열을 제거하여 고혈압과 두통, 어지럼증에 좋다. 볶아서 차로 마시면 변비에도 효과적이다.

인생 2막을 위한
마음 중심 잡기

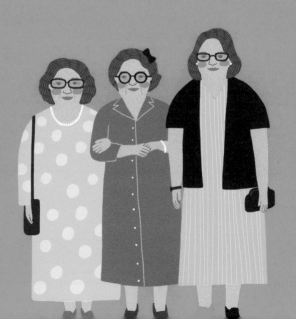

인생의
브레이크를 만나다

"갱년기가 이렇게 힘든 줄 몰랐어요. 다른 사람들도 다 저 같은가요?"

47세에 접어들면서 스멀스멀 갱년기 증상이 나타나더니 급기야 두세 달 전부터는 감정 컨트롤이 되지 않는다며 50세의 환자가 찾아왔다. 그동안 그럭저럭 잘 버텨왔다고 생각했는데, 이제는 '다 끝난 건가'라는 생각이 든다며 우울함을 토로했다. 어떤 사람은 갱년기에 몸도 마음도 통제가 불가능한 상태에 빠지기도 한다. 간혹 '인격이 바뀐 것 같다'라고 말하는 환자도 있다.

"내가 이런 사람인 줄 몰랐어요."

이유 없이 짜증이나 격심한 분노가 올라오는 자신을 보며 본인 스스로도 놀라고 스스로의 인격과 인성에 자괴감을 느낀다. 매일 이런 갱년기 여성들이 진료실을 찾아온다. 대부분 육체적으로 정신적으로 매우 피로한 상태다. 그런데 유독 이런 지독한 갱년기를 겪는 이들에게는 공통점이 있다. 약한 몸으로 20대, 30대 동안 누구보다 치열하게 살면서 버티다 결국 갱년기 초입에 탈이 난 경우라는 것. 갱년기 증상이 심하면 심할수록 그동안 몸과 마음이 그만큼 힘들었다는 신호라고 할 수 있다. 컵에 물이 가득 차서 찰랑거리는 모습을 떠올려 보자. 여기에 물방울 하나만 더해져도 마지막까지 꾹꾹 눌러가며 버텨왔던 물이 넘치고 만다. 여성에게는 50대 전후가 바로 이런 시기다.

이 환자 역시 다르지 않았다. 약체질로 태어나 어렸을 때부터 늘 골골했지만 결혼한 이후 워킹맘으로 누구보다 바쁘게 살았다. 그런데 몇 년 전 남편이 멀리 타지로 발령이 나서 주말부부가 되었다. 직장 생활을 하며 혼자서 매일 사춘기 딸과 씨름하다 보니 그동안 꾸역꾸역 버텨왔던 몸이 무너진 것이다. 소진된 몸의 기운을 보충해 주니 다행히 한 달도 안 되어 증상이 사라졌다.

보통 40대 중반에서 50대 중반에 이르는 여자들은 호르몬의 변화로 인해 그전에 경험하지 못한 정신적 육체적 경험을 하게 된다. 바쁘게 살다 보니 나를 한번 살펴볼 겨를도 없이 시간이 흐른다. 그러다 어느덧 폐경이 다가온다. 더 이상 여자가 아니라는 허무함과 세상의 중심에서 밀려나는 듯한 묘한 쓸쓸함이 찾아온다. 꿈 많고 영원할 것 같은 젊음이 사그라지는 순간을 보게 된다.

"직진만 하며 살던 인생에 갱년기라는 브레이크를 만났다고 생각해요. 덕분에 그동안 내 몸에 친절하지 못했다는 걸 알았어요. 남은 생이 얼마나 될지 모르지만 그 인생을 건강하게 보내기 위해 이런 시기가 주어진 것 같습니다."

– 이수진(가명) 환자, 51세

갱년기가 고통스럽다는 것은 그만큼 열심히 살아왔다는 증거이기도 하다. 내 몸을 돌보고 살필 겨를 없이 맹렬히 달려온 세월이 우리의 인생 중반에 보내는 경고음과 같

다. 갱년기가 되었으니 이제 의욕이나 열정을 줄이라는 말
은 아니다. 우리가 지금 처한 갱년기라는 시기에 대해 인식
하면서, 지친 몸을 보듬고 아끼고 사랑해주자는 것이다. 어
떤 때는 작년보다 더 젊어진 거 같고, 더 일할 수 있을 것처
럼 느껴지기도 한다. 그러나 이제는 조금 속도를 줄여야 할
때이다. 지금까지 여러분은 충분히 열심히 살아왔다.

눈가의 주름이
예쁜 나이

"몸이 예전 같지 않아요. 갑자기 열이 확 올라오고 몸이 허해졌는지 땀도 나요. 자려고 누우면 가슴이 벌렁거려서 잠도 못 자겠고…."

"갱년기 증상이네요."

"나 아직 갱년기 아니에요."

순간 환자의 얼굴에 당혹감이 서렸다. 아마도 '그럴 리가 없어. 아직 생리도 멀쩡히 하는데… 내 나이보다 훨씬 어려 보인다는 소리도 듣는데…'라고 생각했을 것이다. 40대 중반이 넘어간 나이에 생리가 늦어지거나 끝나면 당혹감을 넘어 세상이 끝난 것 같은 좌절감이 밀려든다. '갱년기=늙었다'로 받아들이기 때문이다. 마음은 아직도 20대, 30대와 다를 바 없는데 갱년기라니. 몸과 마음의 불일치 상태가 극대화되어 현실을 거부한다.

하지만 어쩔 수 없다. 피부는 푸석푸석하고 몸매는 펑퍼짐해졌다. 예전에는 미니스커트가 잘 어울렸지만 지금은 뱃살 때문에 티셔츠조차 맘대로 못 입는다. 무릎이 아파서 구두는 꿈도 못 꾼다. 기억력은 말할 것도 없다. 냉장고에서 TV 리모컨을 발견했다는 이야기가 남의 일이 아니다. 갱년기 증상으로 찾아오는 환자들은 자신이 늙었다는 사실에 좌절하고 세상이 다 끝난 듯 우울해한다. 그럴 때면 나는 환자들을 토닥인다.

"무릎이 아프면 내 삶을 칭찬해 줘야지요. 무릎이 아플 만큼 열심히 살았잖아요. 그동안 열심히 잘 살았다고 스스로를 다독여 주세요. 이제는 내 몸을 돌보는 시간을 가져야 합니다."

갱년기, 폐경이라는 단어가 주는 이미지는 무엇일까? 환자들의 반응을 보면 '전성기가 끝나 아무도 거들떠보지 않는 주름 자글자글한 여성'쯤 되는 것 같다. 폐경을 부정적으로 바라보는 이와 같은 시선이 여성의 자존감을 떨어뜨리는 것은 아닐까? 세상은 갱년기나 폐경을 노화의 표식이라고 말하고, 할 수만 있다면 최대한 멀리 도망쳐야 한다고 인식시킨다. 젊어 보이기 위해 노력해야 하고 그러기 위해 돈을 쓰라고 부추긴다. 20~30대의 젊음을 유지하는 것에 큰 가치를 부여하며 비싼 화장품을 바르라고 권하고 시술이나 성형이 젊음을 유지시켜줄 거라고 광고한다. 왜 50대 여성을 20~30대 여성들의 아름다움과 견줄까? 여기서부터 잘못되었다.

갱년기는 많은 걸 누릴 수 있는 나이다. 굳이 20~30대를 부러워할 필요가 없다. 자신이 헤쳐왔던 지난 시간을 돌아보자. 누군가는 돌아가고 싶겠지만 누군가에게는 다시 돌아가고 싶지 않은 시절일 수 있다. 나 역시 돌아가고 싶지 않은 사람 중 하나다. 20~30대의 그 경쟁, 그 피로, 그 고단함… 치열하게 살았던 시절을 보내고 이제야 오롯이 나만의 인생을 제대로 살 수 있는 시간이 왔는데 왜 굳이 그때로 돌아가고 싶겠는가?

인간의 삶에 대해서 생각할 필요가 있다. 사람으로 태어나 한평생을 살면서 단지 20~30대의 싱싱한 젊음만이 아름다울까? 40~50대의 원숙함과 노련함도 싱싱한 젊음만큼이나 가치가 있다. 많이 웃었기 때문에 생긴 눈가의 주름도 아름답다. 나이와 함께 갖게 된 이 모든 것을 다 내 것으로 받아들이고 안아야 한다. 우리 인생이 깊어질수록, 많이 경험할수록 느낄 수 있는 게 더 많아진다. 갱년기에 자신의 마음의 문을 어떻게 열고 닫느냐에 따라서 남은 인생이 좁아질 수도 있고 풍요로워질 수도 있다.

인생을 사계절로 본다면 이제 우리는 막 가을에 들어섰다. 봄과 여름이 아름답듯 가을과 겨울도 아름답다. 풍요롭게 결실을 맺기 시작하는 이 계절을 만끽해보자. 지금부터는 어떻게 겨울에 대비할 것인지도 생각해봐야 한다. 얼마나 가을을 누리고 만끽할 것인가? 그리고 어떻게 겨울을 준비하고 대비할 것인가? 지나간 계절을 회상하기보다 앞으로의 시간에 생각을 집중하자. 갱년기는 노화가 아니라 더 깊어지는 시간이다. 그것 역시 기분 좋은 과정이 아닌가.

엄마도 아내도 아닌
나로서 서기

"선생님, 제발 저 좀 살려주세요."

갱년기로 우울증과 불면증이 심해져서 온 여성이 있었다. 아들 둘과 남편을 위해 매일 아침 과일 도시락을 싸줄 만큼 지극 정성으로 살아온 전업주부였다. 그렇게 가족을 위해 노력한 덕에 아들 둘은 좋은 대학에 들어가 엄마의 품을 떠났고, 남편 역시 사업이 잘 돼 눈코 뜰 새 없이 바쁜 나날을 보내고 있었다. 모두가 부러워할 만한 가족의 모습이었다. 그런데 왜 우울증과 불면증으로 힘들어하고 있을까? 왜 고통 속에서 하루하루를 보내고 있을까?

신체 증상 외에도 갱년기를 힘들게 만드는 또 다른 이유가 있다. 바로 상실감과 외로움이다. 이 증상은 주로 전업주부들에게서 두드러진다. 결혼 후 남편 외조에, 아이 뒷바라지에, 빠르면 20대에 시작해 40대 중후반이 될 때까지 정말 바쁘게 산다. 그러다 어느 순간이 되면 아이들은 더이상 엄마를 찾지 않는다. 남편은 남편대로 사회적으로 가장 정점을 찍는 시기를 보내고 있다. 자식과 남편 모두 각자의 세상 속에서 인생을 살아가고 있는데 내 세상에는 나 혼자뿐이다. 가족이 집에 함께 있다고 해도 달라지는 것은 없다. 언제나 빈 집에 혼자 있는 것처럼 느껴진다. 갱년기 때 마음의 병이 생기는 주된 이유다.

갱년기 증상으로 한의원을 찾아오는 환자들을 보면 홀로서기에 매우 취약한 경우가 많다. 가족들을 바라보고 살다가 갑자기 혼자 서게 되면 어찌할 바를 모른다. 그래서 갱년기를 탓하며 자신과 가족을 괴롭히는 경우를 많이 본다. 심하면 공황장애나 불안장애로 이어지기도 한다. 내가 의지할 수 있는 가족과 친구도 중요하지만 가장 중요한 것은 나 자신이다. 남편이나 자식에게 깃발을 꽂고 그것을 바라보며 살면 안 된다. 나만의 깃발을 꽂고 나만의 깃발을 따라가야 한다.

지난 시간들을 잘 이겨냈음에 대해 스스로를 칭찬하는 것을 시작으로 작은 것부터 조금씩 자신만의 세계를 만들어가자. 50대 후반에 시작한 그림으로 80세에 화가로 데뷔하신 할머니의 작품전에 가 본 적이 있다. 갑자기 남편과 사별하게 된 후 우울증을 극복하기 위해 시작했던 그림이 할머니 삶의 이유가 되어주었다고 했다. 시작이 반이다. 무엇이든 일단 시작해보자.

갱년기는 노화의 시작도 아니고 여성성의 상실도 아니다. 폐경과 여성호르몬 감소는 너무나 자연스러운 삶의 한 과정일 뿐이다. 변화와 성장에는 고통이 따르기 마련임을 기억하자. 인간은 죽을 때까지 끊임없이 성장한다는 관점에서 자신의 성장 단계로 받아들이자. 이제 내 몸을 추스르고 가족이 아닌 나의 자아실현을 위해 살 차례다.

'얼쑤얼쑤'
가족과 함께 극복하기

"그때 일이 계속 생각나서 남편을 죽이고 싶어요."

　남편이 직접 데려온 환자였다. 아무 말도 없이 앉아 있더니 입을 떼고 나온 첫마디가 남편을 죽이고 싶다는 거였다. "거기가 여성 갱년기 전문병원 맞나요?" 수화기 너머 중년 남성이 묻는다. 아내가 너무 힘들어해서 함께 가보려 한다고 했다. 아내는 갱년기가 되자 과거 남편이 잘못했던 일을 자꾸 되새기며 화를 냈고, 남편은 이런 아내가 당황스러워 어찌해야 할 바를 몰랐다. 이런 일로 남편이 아내를

데리고 오는 경우가 종종 있다.

갱년기가 되면서 과거에 완전히 해소되지 못한 사건이나 억울함 때문에 우울과 불안으로 빠져드는 경우가 많다. 갱년기 호르몬 불균형이 기억을 관장하는 해마에 영향을 미치면 밀어 넣어뒀던 장기 기억들이 수면 위로 올라온다. 심각한 잘못을 저질렀던 남편들이 죗값을 치르는 타이밍이다. 이런 경우 병원을 찾으면 대부분 신경정신과로 보낸다. 이 환자 역시 우울증에 공황장애까지 온 심각한 상태로, 하루 세 번 정신과 약을 먹고 있었다.

몸과 마음은 서로 연관되어 뿌리를 내리고 있다. 심장은 기쁨, 폐는 슬픔, 간은 화, 신장은 공포, 비장과 위장은 근심 걱정으로 배속되어 오장육부의 기능이 약해지면 정서적으로도 문제가 유발될 수 있다. 그래서 몸의 기능을 올리면서 마음의 울체된 것을 풀어주는 치료를 한다. 몸이 좋아지면서 불안감과 우울감도 자연히 줄어든다.

· · ·

"엄마가 계속 우울해해요."

"엄마가 울고만 있어요."

"엄마가 일어나지 않고 누워만 있어요."

"엄마가 어느 날부터 계속 아파요."

"엄마가 웃음이 없어졌어요."

괴로운 증상 자체도 문제지만 갱년기 여성이 가정에 뿜어내는 부정적인 에너지는 환자 자신은 물론 가족 모두에게 큰 고통을 준다. 엄마와 딸이 같이 오면 늘 함께 교육을 시킨다. 신수의 기능이 떨어지는 35세부터 갱년기 준비를 하는 게 좋지만 적어도 호르몬 분비가 줄어들며 하나 둘 증상이 나타나기 시작하는 40대 초반부터는 준비를 시작해야 한다고. 엄마는 모르고 지나가서 조금 힘든 갱년기를 보내고 있지만, 딸은 그렇지 않기를 바라는 마음이다.

갱년기는 여성 혼자만의 문제가 아니다. 가족 구성원이 함께 노력하고 이해해야 한다. 그런데 딸들에 비해 남편들은 아내의 갱년기를 잘 이해하지 못하는 경우가 많다. 가만히나 있으면 중간은 갈 텐데, 오히려 부적절한 대응으로 아내의 우울감에 불을 지핀다.

"또 누워있어?"

"내 친구 와이프들은 다 괜찮던데 왜 당신만 그래?"

"덥다고 했다가 춥다고 했다가 유난 참…"

이런 말 대신 아내의 마음을 이해하려 노력하는 말들을 해 주는 것이 도움이 된다. 부부가 함께 오면 남편에게 이렇게 말하라고 알려준다.

"당신 많이 힘들구나."
"내가 뭘 도와주면 좋을까?"
"당신 힘든 거 빨리 지나갔으면 좋겠다."

남녀가 서로 온전히 잘 이해하고 공감하기란 어렵다. 아내가 옛날 일을 꺼내 서운함을 표현하면 "알았어"라고 무성의하게 대답하거나 "그게 언제 적 일인데 아직도 얘기해?"라며 말을 막는다. 갱년기 아내를 둔 가족들은 아내와 엄마의 말에 꼭 이렇게 반응해야 한다.

"그랬구나."
"힘들었구나."

나는 이것을 '얼쑤얼쑤'라고 한다. 가족들이 이것만 잘

해도 아내와 엄마의 갱년기 극복에 큰 도움이 된다.

가족이 노력하는 만큼 갱년기 여성 본인도 화법을 '나 전달법'으로 고쳐야 한다. 표현하지 않고 마음에 담아두지 말자. 나의 몸과 마음이 상처로 헤질 때까지 놔두지 말고 내가 할 수 없는 것에 대해서는 가족들에게 "나는 이래서 힘들어"라고 이야기하는 연습을 해야 한다. 힘든 것을 표현하지 못해서 엉뚱하게 화를 내거나 입을 다물고 토라져 있는 것은 아무 도움이 되지 않는다.

내가 지키려고 한 것이 무엇이었는지 돌아보는 시간을 가져보자. 결국 가족이다. 내 자신이 건강하게 서야 가족을 지킬 수 있다.

두근두근,
인생 2막을 알리는 신호

"아무 일도 없는데 갑자기 심장이 두근두근 빨리 뛰어요. 그럴 때마다 왜 이러지 싶어 불안하고 어쩔 줄을 모르겠어요."

가슴 두근거림은 열감, 땀과 함께 가장 흔하게 나타나는 갱년기 증상이다. 자려고 해도 가슴이 두근거리기 시작하면 잠을 잘 수가 없다. 땀이 나고 열이 오르고 가슴이 두근거리는 등의 자율신경 실조증은 뇌와 연관되어 있어 '또 가슴이 두근거리네', '오늘도 잠자긴 글렀구나' 걱정하면 점

점 더 헤어 나올 수 없게 된다. 심장이 뛰며 가슴이 두근두
근한 느낌을 새로운 인생의 2막이 열리는 것에 대한 기대
감으로 생각하는 것은 어떨까?

'가족을 위한 삶도 아니고, 무언가를 위해 희생해야 하
는 삶도 아니다. 오로지 내가 계획한 대로 살아가는 인생 2
막이다. 기대감으로 내 가슴이 이렇게 뛰고 있다!'

아직 반이나 남은 내 삶을 위해서 새로운 목표 설정이
필요하다. 그 새로운 목표는 나만을 위한 것이라도 좋고,
다른 사람들을 위한 것이라도 좋다. 경제 활동을 할 수 있
는 사람은 돈을 버는 게 목표가 될 수 있고, 이미 경제력이
있는 사람이라면 자신이 가진 것을 세상에 나눠주는 게 목
표가 될 수 있다. 나 자신을 위해 그 어떤 것이라도 해보자.

헬스장에서 청소를 하던 60대 후반의 여성분에게 큰
자극을 받았던 적이 있다. 그때만 해도 청소 일에 대한 선
입견이 있던 시절이었는데, 그분은 늘 밝고 에너지가 넘쳤
다. 헬스장 손님들에게도 먼저 인사를 건네며 안부를 물었
다. 나중에 이야기를 들어보니 그림을 배우고 있다고 했다.
그러면서 그림이라는 취미를 통해 자신의 삶이 너무나 밝

아졌다고 말했다. 하고 싶었지만 미뤄왔던 혹은 어쩔 수 없이 포기했던 일이 있다면 지금 당장 시작해 보자. 그림도 좋고 노래도 좋고 춤도 좋다. 커피를 좋아한다면 바리스타 자격증에 도전해 보는 것은 어떨까? 60대 초반에 바리스타 자격을 따서 60대 후반에 카페를 운영하는 여성을 알고 있다. 딸 같고 아들 같은 손님과 소통을 너무 잘해서 단골손님이 끊이지 않는 곳이다. 지금이 너무 행복하다고 웃던 모습이 생생하다. 미혼모 보호소 봉사, 저소득층 아이들 공부 봉사, 독거노인 반찬 만들기 등 본인의 시간을 다른 사람에게 나눠주면서 잃어버렸던 감성이 살아났다는 분들도 많이 본다. 몸은 피곤해도 삶의 의미를 찾아가면서 우울증을 극복하는 것이다.

무엇보다 중요한 것은 마음의 중심을 잡는 일이다. 폐경 후의 삶에 대해 막연한 두려움을 버리고 긍정적인 마음가짐으로 자기 인생의 주인이 되겠다고 생각해야 한다. 그러기 위해서는 인생 2막의 목표를 분명히 설정해야 한다. 이 목표는 자신을 이끄는 힘이 되고 우울감에서 빠져나올 수 있게 도와주는 동아줄이 된다.

갱년기는 가슴 뛰는 인생 후반전을 위해 움츠렸던 자아를 깨고, 자신을 사랑하면서 비상해야 하는 시기이다. 갱년기 여성의 발걸음이 밝은 빛을 향해 나아갈 때 세상은 더 밝고 활기차질 것이라 확신한다. 겨우 절반의 생을 살았을 뿐이다. 이제부터는 오롯이 나의 시간이다. 가슴이 뛴다. 무엇을 할 것인가? 어떤 재밌는 일로 남은 반의 삶을 채울 것인가?

터널 밖의
세상을 향해서

"내 인생에 있어 지난 2년은 깜깜한 긴 터널 안에 갇혀 있던 시간이었어요. 워낙 체력이 약해서 감기약만 먹어도 이상 증세가 나타날 정도였어요. 그때는 정말 너무 힘들어서 매일 눈물 바람으로 살았죠. 하루하루가 지옥 같아 매일 도망치고 싶었어요."

– 김미영(가명) 환자, 54세

도저히 빠져나올 수 없을 것 같은 늪에 빠졌다고 생각하겠지만 갱년기는 늪이 아닌 터널이다. 누군가는 빠져나오는 데 3년이 걸리고, 누군가에게는 10년이 걸릴 뿐이다. 짧은 터널이든 긴 터널이든 아무리 출구가 보이지 않는 긴 터널도 묵묵히 가다 보면 결국은 빛을 만나게 된다.

카페 옆자리에 40대 중반 정도로 되어 보이는 여성들이 앉아 있다.

"갱년기가 얼마 안 남은 거 같아."

"주변에 보면 엄청 힘들어하던데, 걱정이다."

"누가 아니래. 이제 늙을 일만 남은 거지."

다시 말하지만 갱년기는 인생의 한 기간이지 질병이 아니다. 누구도 피해 갈 수 없다. 어차피 지나가야 한다면 두려움과 걱정으로 숨만 헐떡이며 지나가지 말자. 힘듦과 불편함까지도 당당하게 받아들이고 뚜벅뚜벅 앞으로 걸어 나가야 한다. 그런데 내가 만나는 환자들을 보면 앞으로 나아가지 못하고 지뢰를 밟은 듯 멈춰 서 있다. 실제로 몸이 안 좋기도 하지만 더 안 좋게 자신의 몸을 바라보는 경향이 있다. 스스로 확대 해석한 상황에 매몰되어 꼼짝하지 못한다.

"몸에 집중하지 마세요."

"생각은 짧게 하세요."

"시선을 바깥으로 돌리세요."

갱년기 치료를 할 때 첫 번째로 교육하는 내용이다. 길을 걸어가면 피부에 바람이 와닿는 것이 느껴지고, 나뭇잎이 연두색에서 초록색으로 변화하는 게 보여야 한다. 하지만 하나도 보지 못한다. 시선이 내 안으로 향해 있어서 자연을 봐도 아무 느낌이 없다. 비가 오고 꽃이 피어도 알지 못한다. 갱년기에 정체되어 있고 머물러 있는 사람이다. 우울함에 오감이 잠겨버린 상태다.

"20대 때 감성이 살아나는 것 같아요."

우울감에서 빠져나올 때 주로 이런 이야기를 한다. 얼굴만 봐도 알 수 있다. 눈이 반짝반짝 빛나고 피부에서 윤기가 흐른다. 나라는 존재가 매몰되어 가족 혹은 일에 묻혀 살아오다가 갱년기에 다시 아름다운 것이 보이게 된 것이다. 자신의 욕구도 보이고 하고 싶은 것도 생기니 어찌 즐겁지 않겠는가? 폐경은 여성으로서 끝도 아니고 무가치함의 시작도 아니다. 폐경 전후 기간을 재충전의 기간으로 인식하고 본인에게 맞도록 충분히 충전한다면 더욱 적극적이고 진취적인 마음으로 새로운 삶에 도전할 수 있다.

갱년기라는 터널이 있어서 우리는 좀 더 드라마틱하게 새로운 세상으로 나갈 수 있을지 모른다. 이 터널을 지나면 어떤 세상이 펼쳐질까? 마음의 방향을 잘 살펴서 자신이 원하는 삶을 디자인해보자.

나의 갱년기 이야기

갑작스런 폐경,
이제는 곱게 늙고 싶어요

〜〜〜〜〜〜〜

오희선 님

46세에 갑자기 생리 양상이 이상해져 산부인과를 찾았다가 생각지도 않은 폐경 진단을 받았습니다. 청천벽력 같은 소리에 며칠간 슬프고 우울했지만, 어차피 올 게 조금 이르게 온 거라고 스스로 위로하며 받아들이기로 했어요. 폐경이라면 더 이상 생리를 하지 않겠다는 것만 생각했지 그 이상의 것이 있으리라곤 전혀 모르고 하루하루 지내고 있는데, 몸에 이상한 증세들이 나타나더라고요. 열이 나고 머리가 뜨거워지면서 머리카락이 빠지질 않나, 하루 종일 입안은 화닥거리고 밤에는 선풍기를 틀어야 겨우 잘 수 있었어요. 감기인 줄 알고 고생하다가 갱년기 증상이라는 것을 뒤늦게 깨달았지요. 그도 그럴 것이 저 또한 갱년기라는 것은 인생

처음 겪는 일이었으니까요.

산부인과에서는 호르몬 치료를 권유했지만, 젊은 날부터 과다 생리에 근종, 폴립 등 자궁 질환으로 내내 고생해 왔던 저는 그 부작용을 알기에 호르몬 치료를 쉽게 선택할 수 없었어요. 참아보겠다 결심했지만 정말 하루하루가 말할 수 없이 고통스러웠습니다. 그러다 이현숙 원장님을 만나 체계적인 검사와 친절한 설명을 듣고 조금은 갱년기에 대해 이해할 수 있게 되었어요. 식습관과 생활 리듬 바꾸는 것을 시작으로 내 생에 뭔가를 이토록 열심히 한 적이 있나 싶을 만큼 열심히 치료에 임했어요. 그만큼 많이 힘들었다는 얘기겠죠. 덕분에 지금은 생활에 불편함을 크게 느끼지 않을 정도로 좋아졌답니다.

늙어간다는 것이 낯설고 정말 받아들이기 싫지만 자연의 섭리이고 나 역시 비켜나가지 못할 순리라면, 갱년기를 건강하게 보내고 아름다운 노후를 맞고 싶어요. 흔히들 얘기하는 '곱게 늙는다'라는 말처럼. 그렇게 될 수 있겠죠?

제2의 사춘기를 보내고 있는 모든 분들! 참으면서 힘들게 보내지 말고 꼭 적극적으로 대응했으면 좋겠습니다. 저도 예전에는 못 했던 건데, 자신을 사랑하고 아끼시기 바라요. 힘내세요!

나만 느끼는 갱년기

~~~~~~~~~~

박혜원 님

'나만 느끼는 갱년기'란 말. 어디서 본 이 말이 어찌나 마음에 와닿던지요. 저는 두통과 어지럼증이 심해서 치료를 시작했습니다. 20대부터 빈혈도 있고 핑 도는 증세가 한 번씩 오기는 했는데 40대가 되면서 점점 심해지더군요. 증상 자체도 힘들지만 제일 힘든 건 두려움이었습니다. 일을 하다가, 버스를 타다가 갑자기 어지럼증이 오고 두통이 시작되면 정말 아찔합니다. 계단에 풀썩 주저앉은 적도 한두 번이 아니에요. 너무 무서워서 뇌 MRI 검사까지 했는데 아무 이상이 없다는 허무한 이야기만 듣고 좌절하던 차, 마지막 희망으로 한의원을 찾았습니다.

사실 치료를 시작하고 초기엔 마음이 많이 조급했습니

다. 빨리 좋아졌으면 좋겠는데, 1주일이 지나도 2주일이 지나도 변화가 없는 것 같아 초조했어요. 하지만 한 달, 두 달 지나면서 서서히 몸이 변하는 것을 느끼게 되었습니다. 예전에는 죽을 것처럼 힘들었던 증상이 차츰차츰 약하게 나타나는 게 느껴졌고, 언제부턴가 대중교통을 이용할 때도, 계단을 오르내릴 때도 두려움 없이 다니게 되었죠. 그리고 지금은 치료를 모두 끝내고 정기 검진만 받고 있습니다.

가끔 마음이 힘들다 싶을 땐 한의원에 가서 침을 맞고 오는데, 그러고 나면 또 괜찮아지는 것이 참 신기해요. 아마도 저의 마음을 200% 이해해 주는 원장님 덕분인 것 같습니다. 조언도 많이 해주시고 걱정도 해주시고… 언니가 있다면 이런 모습일까 생각도 듭니다. 갱년기 극복을 위해서는 본인 의지만큼이나 가족과 주변 사람들의 사랑이 많이 필요한 것 같아요.

저와 비슷한 갱년기를 겪고 있는 분들이 제 글을 읽고 힘을 냈으면 좋겠어요. 나만 느끼는 갱년기가 아니라 나와 똑같은 마음을 느끼는 사람이 있다는 걸, 내 일처럼 이해해 주는 사람이 있다는 걸 알면 더 힘차게 갱년기를 보낼 수 있을 테니까요.

앞으로 얼마나
더 좋아질지 기대돼요

김경숙 님

처음 갱년기 증상이 나타난 게 언제였나 생각해보면 화병이라고 생각했던 그 증상부터인 것 같아요. 너무 분하고 화가 나서 자다가도 벌떡벌떡 일어날 정도였어요. 정말 힘들었는데 누구한테 얘기도 못하고 혼자 가슴앓이만 했죠. 처음에는 그런 증상들이 갱년기라고 생각을 못 하고 괜찮아지겠지 하며 참기 바빴어요. 그때가 막 겨울이 시작될 무렵이었는데 갑자기 오르는 열감에 옷을 제대로 입고 있을 수가 없었어요. 얼굴에 땀이 주룩주룩 나고 열이 올랐다 내렸다… 심할 땐 5분에 한 번씩 그러는데 정말 사람 딱 미치겠더라고요. 가족들은 춥다고 하는데 저는 얇은 잠옷을 입고도 땀이 뻘뻘 났으니까요.

더 이상 참는 건 아닌 것 같아 일단 산부인과를 갔습니다. 연령대도 그렇고 딱 갱년기 증상이라고 하더라고요. 개인적인 일로도 벅찬데 갱년기라니…. 처음에는 '갱년기'라는 단어 자체가 참 싫었어요. 그래도 일단 내가 죽을 것 같으니 우선 급한 불 하나라도 꺼보자 하는 심정으로 호르몬제를 처방받아 먹기 시작했어요. 한 2년 정도 먹었나? 시간이 흐르고 그때 있었던 일들도 하나하나 정리가 되니 문득 내가 언제까지 이 호르몬제에 의지하고 살아야 하나 의문이 들더라고요. 호르몬제를 먹는다고 증상이 싹 다 사라지는 것도 아닌데, 지금 끊지 않으면 평생 달고 살아야겠구나 싶어 안 먹기 시작했어요. 그런데 참 희한하게도 열감이 적응될 때쯤 관절통이란 게 오더라고요. 열감과 땀은 이제 감수하고 살아야겠구나 하는 생각이 들기가 무섭게 온몸이 쑤시면서 관절 하나하나 안 아픈 데가 없는데, 정말 처음 겪는 통증이었어요.

'큰 욕심 없이 그저 손자들 크는 것 보고, 퇴직해도 내 용돈 내가 벌어가며 그렇게 살고 싶은데 이러다가 아무것도 할 수 없겠구나. 내가 자식들에게 민폐가 될 수도 있겠구나'라는 생각이 들어 다른 방법을 적극적으로 찾아보기 시작했죠. 그간 다니던 병원에서는 호르몬 이야기만 계속

하니까 방법이 그것밖에 없다고 생각했는데, 한의원에서는 갱년기로 인한 증상들을 복합적으로 봐주고 그것에 따라 처방이 달라진다니 신세계를 만난 것 같았어요. 저만 이렇게 증상이 많은 줄 알았는데 갱년기가 원래 그렇다면서 원장님이 안심시켜 주었던 기억이 납니다. 갈 때마다 마음이 편안해져서 오는 것이 무엇보다도 좋아요.

지금 생활 습관 교정을 비롯해 약과 침 치료를 한 지 두 달 정도 됐는데, 벌써 위장이 편안해지고 컨디션이 예전보다 좋아진 게 느껴져요. 열감과 땀 때문에 안절부절 하던 것도 많이 좋아졌습니다. 여기서 앞으로 얼마나 더 좋아질지 기대돼요.

친정 엄마께서 돌아가시기 전, 자식들이 몸을 좀 챙기라고 할 때 챙길 걸 그랬다며 후회를 하셨는데 저는 그러지 않으려고요. 지금 이 시기가 앞으로 남은 인생을 좌우하는 만큼 적극적으로 치료하고 관리할 생각입니다. 제가 건강해야 가족들도 행복할 테니까요.

은퇴 후의 삶을 빼앗아 간
갱년기 공황장애

안미란 님

친정어머니가 돌아가시면서 우리 삶에 끝이 있다는 것을 절감했고, 자궁근종으로 고생해 오다가 자궁절제술을 받으면서 늙음이 있다는 것을 몸으로 알게 되었습니다. 그 깨달음은 절절한 아픔으로 다가왔고 급기야는 병으로 나타났지요. 원래 정년까지 있을 생각은 없었던 터라 과감히 사표를 던지고 27년의 공직 생활을 마쳤습니다. 퇴직 후 저의 일과는 성경공부, 특강, 플라잉 요가, 요리, 마사지, 헬스 등 그동안 하고 싶었던 일로 꽉 채워졌지요. 그러나 평온함도 잠시, 은퇴 생활에 복병이 찾아왔습니다. 사랑하는 사람을 잃었다는 상실감과 갱년기 여성으로서 나이 들어가는 것, 여기에 평소 가지고 있던 약간의 우울감이 점점 심해져 마음의 병을 얻었습니다. 모든 상황에 극도로 예민해져 도저히 잠을 잘 수가 없을 지경이었죠. 위층 사람의 발소리에 공포가 느껴졌고 심장이 두근거려 죽을 것만 같았어요. 단순한 불면 수준의 것이 아니었습니다. 응급실도 몇 번 드나들고 잠을 자기 위해 조용한 호텔을 찾아다니기도 여러 번. 급기야는 이사를 했어요. 그랬더니 이번엔 아랫집 문 닫는 소리가 괴롭히더군요.

정신과에 가니 약을 줬어요. 약을 먹으면 잠은 잘 잤지만, 다음날 더 피곤한 느낌이 들기도 하고 우울감도 심해졌습니다. 내가 점점 망가져 가는 기분이 든달까요? 약만으로는 안 되겠다 싶어 인지행동치료를 한다는 정신과 프로그램에 참여했습니다. 그곳에서 공황장애 진단을 받고 처음으로 증상에 대해 직시할 수 있었어요. 그래도 약 처방은 계속 이어졌고, 여전히 잠을 편히 잘 때보다 그렇지 못한 날이 더 많았습니다.

그러던 중 지인에게 한방 치료를 권유받았습니다. 근본적인 조치가 있어야 할 것 같다는 생각이 들어 공감이 갔지요. 완전 파김치가 되어 한의원을 찾았고, 나의 경우 아주 심한 단계라 6개월간 치료를 해야 한다는 말을 들었습니다. 노년을 위해 투자한다는 생각으로 과감히 치료를 결정했습니다. 그동안 너무 고통스러웠고, 정신과 약에 의존하는 것에 대한 두려움이 컸던 터였지요. 반신반의하며 치료를 이어가던 어느 날 몸에 생기가 도는 것이 느껴졌습니다. 간단한 산책이 가능할 정도로 상태도 호전되었고요. 분명한 차이점이 있었습니다. 정신과 처방약을 먹으면 잘 잔 듯했지만 다음날 개운치 않은 느낌을 떨칠 수가 없었어요. 그런데 한의원 치료를 받으면서는 제대로 못 잔 듯해도 몸이 편안했습니다. 정신과 약이 남아 있었지만 원장님을 믿고 단번에 끊었어요. 그렇다고 바로 증상이 해결되지는 않았습니다. 간헐적으로 증상이 나타났고 그때마다 실망은 더 커졌습니다. 하지만 가족들의 보살핌과 원장님의 자상한 치료 방식, 가족같이 염려해 주는 직원들이 큰 위안이 되어 포기하지 않았습니다. 특히 원장님의 상담 치료는 정말 특별했습니다. 갱년기 여성으로서 삶의 고충을 이해하면서 그동안의 임상 사례를 기초로 마음 치료도 하시는 것 같았는데, 정신과에서 하는 인지행동치료와 일맥상통하는 부분이 있었어요.

6개월의 치료를 마친 지금은 예전에 비해 훨씬 좋아졌습니다. 하지만 아직도 가끔 스트레스를 받으면 극복하는 힘이 남들보다 약한 것은 사실입니다. 이제부터 생활 습관 관리와 생각 훈련을 더욱 열심히 해야 한다는 원장님의 말을 들은 후 요즘은 더 자주 걷고, 수시로 생각 바꾸기 연습을 합니다. 주변에서 긍정적인 변화를 알아챌 정도예요. 앞으로 건강도 지키고 봉사도 열심히 하면서 아름답게 노년을 보내고 싶습니다.